妇产科学理论与实践

FUCHANKEXUE LILUN YU SHIJIAN

主编 袁晓华 周亚丽 张磊 秦艳平

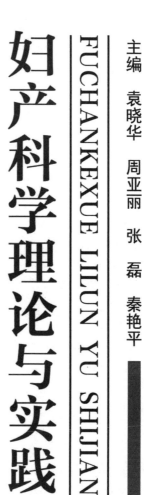

U0253724

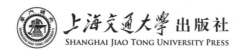

上海交通大学出版社
SHANGHAI JIAO TONG UNIVERSITY PRESS

内容提要

　　本书从基础知识入手，对各类常见妇科与产科疾病的诊疗进行了详细地分析、论述。由浅入深阐述了各种疾病，且注重对临床中常见的一些重点、难点问题进行分析。本书体现了较新的妇产科研究进展，兼具实用性和专业性，适合各级医疗机构的妇产科工作者阅读使用。

图书在版编目（CIP）数据

　　妇产科学理论与实践 / 袁晓华等主编. --上海 ：
上海交通大学出版社，2023.12
　　ISBN 978-7-313-29352-7

　　Ⅰ．①妇⋯ Ⅱ．①袁⋯ Ⅲ．①妇产科学 Ⅳ．①R71

　　中国国家版本馆CIP数据核字（2023）第166094号

妇产科学理论与实践
FUCHANKEXUE LILUN YU SHIJIAN

主　　编：袁晓华　周亚丽　张　磊　秦艳平
出版发行：上海交通大学出版社　　　　　　　　地　　址：上海市番禺路951号
邮政编码：200030　　　　　　　　　　　　　　电　　话：021-64071208
印　　制：广东虎彩云印刷有限公司
开　　本：710mm×1000mm　1/16　　　　　　经　　销：全国新华书店
字　　数：218千字　　　　　　　　　　　　　印　　张：12.5
版　　次：2023年12月第1版　　　　　　　　　插　　页：2
书　　号：ISBN 978-7-313-29352-7　　　　　 印　　次：2023年12月第1次印刷
定　　价：198.00元

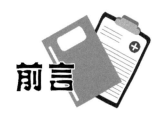

前言

医学科学技术日新月异的发展使我国妇产科学的理论研究与临床实践取得了显著进步,为广大女性朋友带来了健康的希望与福祉,得到了广大患者及国际同行的高度认可。这些进步不仅建立在原有基础上,也与相关学科相互渗透、借鉴等因素分不开。但随着人们文化提升、观念转变,以及科学技术创新等改变,我国面临着人口老龄化、医疗卫生体制改革等问题,这都给妇产科工作者提出了新的要求。

21世纪是生命科学的世纪,是循证医学不断完善的世纪。如何迎接新世纪生命科学的发展,遵循循证医学的诊疗方式,适应社会科学与生命学科之间的相互交叉、彼此渗透、立体发展的医学模式,满足当前形势下患者的医疗要求,是新时代医务工作者需要解决的重要问题。所以,现代妇产科工作者需要应用经过科学论证过的证据指导临床实践,以审慎、明确、客观的观点为患者提供高质量的医疗服务。为帮助广大妇产科工作者掌握新知识,学会新技术的临床应用,我们特组织了一批专家,他们参阅国内外文献,结合自身经验,编写了这本《妇产科学理论与实践》。

本书根据妇产科疾病的特点,以常见病、多发病为纲,对每种疾病按基本概念、病因、病理、临床表现、辅助检查、诊断、鉴别诊断、治疗等方面依次展开阐述,体现了妇产科学理论知识的实际应用,呈现了编者多年积累的临床工作经验。全书文字简练、内容新颖,具有很强的实用性、科学

— 1 —

性和专业性,有助于提高妇产科医师的诊断准确性、治疗有效性和独立诊治妇产科常见疾病及疑难疾病的能力;并能够规范妇产科护理人员的护理操作。本书可供妇产科医务工作者及其他相关专业人员参考使用。

　　编者希望能将妇产科诊疗和护理知识全面融合在本书内,但由于医学知识日新月异,加之时间有限,编撰中难免存在一些不足之处,望广大读者不吝赐教,以便日后修正和补充。

《妇产科学理论与实践》编委会

2022 年 12 月

目录

第一章

概 述

第一节 女性生殖系统的生理特点

一、卵巢功能的兴衰

卵巢的生理功能是产生卵子和女性激素(雌二醇和黄体酮),这两种功能与卵巢内连续、周而复始的卵泡发育成熟、排卵和黄体形成相伴随,为卵巢功能期不可分割的整体活动。在女性一生中,卵巢的大小和功能随促性腺激素的强度的改变而发生变化,其功能的兴衰还与卵巢本身所含卵子的数量及卵泡消耗有关。女性一生卵巢功能的兴衰,下文将按胎儿期、新生期、儿童期、成人期四个时期分述。

(一)胎儿期卵巢

人类胎儿期卵巢的发生分4个阶段:①性腺未分化阶段;②性腺分化阶段;③卵原细胞有丝分裂及卵母细胞;④卵泡形成阶段。

1.性腺未分化阶段

性腺未分化阶段大约在胚胎的第5周,中肾之上的体腔上皮及其下方的间充质增生,凸向腹腔形成生殖嵴。生殖嵴的上皮细胞向内增生伸入间充质(髓质),形成指状上皮索,即原始生殖索,此为性腺内支持细胞的来源,此后原始生殖索消失。原始生殖细胞来自卵黄囊壁内,胚胎第4周仅有1 000~2 000个生殖细胞,胚胎第6周生殖细胞移行到生殖嵴。

生殖细胞在移行过程中增生,至胚胎第6周,原始生殖细胞有丝分裂至10 000个,至胚胎第6周末,性腺含有生殖细胞、来自体腔上皮的支持细胞及生殖嵴的间充质。生殖细胞是精子和卵子的前体,此时性腺无性别差异,称为原始性腺。

2.性腺分化阶段

胚胎第6～8周,性腺向睾丸还是卵巢分化取决于性染色体。Y染色体上存在一个性别决定区(sex-determining region on the Y chromosome,SRY),它使原始性腺分化为睾丸。当性染色体为XX时,体内无决定睾丸分化的基因,原始性腺在胚胎第6～8周向卵巢分化,生殖细胞快速有丝分裂为卵原细胞为卵巢分化的第一征象。至胚胎第16～20周,卵原细胞达到600万～700万。

3.卵母细胞形成

胚胎第11～12周,卵原细胞开始进入第一次减数分裂,此时卵原细胞转变为卵母细胞。至出生时,全部卵母细胞处于减数分裂前期的最后阶段——双线期,并停留在此阶段;抑制减数分裂向前推进的因子可能来自颗粒细胞。卵母细胞减数分裂的第一次激活是在排卵时(完成第一次减数分裂),第二次是在精子穿入时(完成第二次减数分裂)。卵母细胞经历两次减数分裂,每次排出一个极体,最后形成成熟卵细胞。

4.卵泡形成阶段

胚胎第18～20周卵巢髓质血管呈指状,逐渐伸展突入卵巢皮质。随着血管的侵入,皮质细胞团被分割成越来越小的片段,随血管进入的血管周围细胞(间充质或上皮来源为颗粒细胞前体)包绕卵母细胞形成始基卵泡。始基卵泡形成过程与卵母细胞减数分裂是同步的,出生时所有处在减数分裂双线期的卵母细胞均以始基卵泡的形式存在。但卵母细胞一旦被颗粒细胞前体包绕,卵泡即以固定速率进入自主发育和闭锁的轨道。

至出生时,卵巢内生殖细胞总数下降至100万～200万个,生殖细胞的丢失发生于生殖细胞有丝分裂、减数分裂各个阶段,以及最后的卵泡形成阶段。染色体异常将促进生殖细胞的丢失,一条X染色体缺失(45,X)者的生殖细胞移行及有丝分裂均正常,但卵原细胞不能进入减数分裂,致使卵原细胞迅速丢失,出生时卵巢内无卵泡,性腺呈条索状。

(二)新生儿期卵巢

出生时卵巢直径为1 cm,重量为250～350 mg,皮质内几乎所有的卵母细胞均包含在始基卵泡内。此期可以看到不同发育程度的卵泡,卵巢可呈囊性,这是因为出生后1年内垂体促性腺素中的卵泡刺激素持续升高对卵巢的刺激;出生后1～2年,促性腺激素水平下降至最低点。

(三)儿童期卵巢

儿童期卵巢的特点是血浆垂体促性腺激素水平低下,下丘脑功能活动处抑制状态,垂体对促性腺激素释放激素不反应。但是儿童期卵巢并不是静止的,卵泡仍以固定速率分期、分批自主发育和闭锁。当然,由于缺乏促性腺素的支持,卵泡经常是发育到窦前期即闭锁。因此,此期卵泡不可能有充分的发育和功能表现。但卵泡闭锁使卵泡的残余细胞加入卵巢的间质部分,并使儿童期卵巢增大。

(四)成年期

至青春期开始时,生殖细胞数量下降到 30 万～50 万个。在以后 35～40 年的生殖期,将有 400～500 个卵泡被选中排卵,每一个卵泡参与排卵,将有 1 000 个卵泡伴随生长,随之闭锁丢失。至绝经期卵泡仅剩几百个,在绝经前的最后 10～15 年,卵泡丢失加速,这可能与该期促性腺素浓度逐渐升高有关。

在女性生殖期,由卵泡成熟、排卵及黄体形成组成的周而复始活动是下丘脑-垂体-卵巢之间相互作用的结果。下丘脑神经激素、垂体促性腺素、卵泡和黄体产生的甾体激素,以及垂体和卵巢的自分泌/旁分泌共同参与排卵活动的调节。

二、女性一生各阶段的生理特点

女性一生根据生理特点和年龄,可划分为新生儿期、儿童期、青春期、性成熟期、围绝经期、绝经后期及老年期六个阶段。掌握女性各个生理阶段的特点,对各个生理时期的生殖健康保健十分重要。

(一)新生儿期

出生后 4 周内称新生儿期。女性胎儿在母体内受胎盘及母体性腺所产生的女性激素影响,新生儿出生时可见外阴较丰满,乳房隆起或有少许泌乳;出生后脱离胎盘循环,血中女性激素水平迅速下降,可出现少量阴道流血。以上这些生理变化短期内均自然消退。

(二)儿童期

从出生 4 周到 12 岁左右称儿童期。此期生殖器由于无性激素作用,呈幼稚型,阴道狭长,约占子宫全长的 2/3,子宫肌层薄。在儿童期后期(8 岁以后),下丘脑促性腺激素释放激素(GnRH)抑制状态解除,GnRH 开始分泌,垂体合成和分泌促性腺激素,卵巢受垂体促性腺激素作用开始发育并分泌雌激素。在雌激素作用下女孩逐步出现第二性征发育和女性体态。卵巢内卵泡由于在儿童期自主发育和后期在促性腺激素的作用下耗损,至青春期生殖细胞下降至30 万个。

(三)青春期

青春期指自第二性征开始发育至生殖器官逐渐发育成熟至获得生殖能力(性成熟)的一段生长发育期。世界卫生组织(WHO)将女孩青春期年龄定为10~18岁,这一时期的生理特点如下。

1.第二性征发育和女性体态

乳房发育是青春期的第一征象(平均9.8岁),以后阴毛、腋毛生长(平均10.5岁),至13~14岁,女孩第二性征发育基本达成年型。骨盆横径发育大于前后径,脂肪堆积于胸部、髋部、肩部,形成女性特有体态。

2.生殖器官发育(第一性征)

由于促性腺激素作用,卵巢逐渐发育增大,卵泡开始发育和分泌雌激素,促使内、外生殖器开始发育。外生殖器从幼稚型变为成人型,大小阴唇变肥厚,色素沉着,阴阜隆起,阴毛长度和宽度逐渐增加,阴道黏膜变厚并出现皱襞,子宫增大,输卵管变粗。

3.生长突增

在乳房发育开始2年以后(11~12岁),女孩身高增长迅速,每年增高5~7 cm,最高可达11 cm,这一现象称生长突增,与卵巢在促性腺激素作用下分泌雌激素,以及与生长激素、胰岛素样生长因子的协同作用有关。直至月经来潮后,生长速度减缓,与此时卵巢分泌的雌激素量增多,从而促进骨骺愈合有关。

4.月经来潮

女孩第一次月经来潮称月经初潮,为青春期的一个里程碑,标志着卵巢产生的雌激素已足以使子宫内膜增生,在雌激素达到一定水平而有明显波动时,引起子宫内膜脱落,即出现月经。月经初潮为卵巢具有产生足够雌激素能力的表现,但由于此时中枢对雌激素的正反馈机制尚未成熟,因而卵泡即使能发育成熟也不能排卵。因此,初潮后一段时期内,因排卵机制未臻成熟,月经一般无一定规律,甚至可反复发生无排卵性功能失调性子宫出血。

5.生殖能力

规律的周期性排卵是女性性成熟并获得生殖能力的标志。多数女孩在初潮后需2~4年才能建立规律性周期性排卵,此时女孩虽已初步具有生殖能力,但整个生殖系统的功能尚未完善。

(四)性成熟期

性成熟期一般在18岁左右开始,历时30年。每个生殖周期,生殖器官各部及乳房在卵巢分泌的性激素的周期性作用下发生利于生殖的周期性变化。

(五)围绝经期

1994年,世界卫生组织(WTO)将围绝经期定义为始于卵巢功能开始衰退直至绝经后一年内的一段时期。

卵巢功能开始衰退一般始于40岁以后,该期以无排卵、月经失调为主要症状,可伴有阵发性潮热、出汗等,历时短至1～2年,长至十余年。因长时间无排卵,子宫内膜长期暴露于雌激素作用,而无孕激素保护,故此时期妇女为子宫内膜癌的高发人群。至卵巢功能完全衰竭时,则月经永久性停止,称绝经。中国妇女的平均绝经年龄为50岁。

绝经后卵巢内卵泡发育及雌二醇分泌停止,此期因体内雌激素浓度急剧下降,血管舒缩症状加重,并可出现神经精神症状,表现为潮热出汗、情绪不稳定、不安、抑郁或烦躁、失眠等。

(六)绝经后期及老年期

绝经后期是指绝经一年后的生命时期。绝经后期的早期,虽然卵巢内卵泡耗竭,卵巢分泌雌激素的功能停止,但卵巢间质尚有分泌雄激素功能,此期经雄激素外周转化的雌酮成为循环中的主要雌激素。肥胖者雌酮转化率高于消瘦者。由于绝经后体内雌激素含量明显下降,特别是循环中雌二醇降低,出现低雌激素相关症状及疾病,如心血管疾病、骨矿含量丢失等。但由于雌酮升高,以及其对子宫内膜的持续刺激作用,该期仍可能发生子宫内膜癌。妇女60岁以后机体逐渐老化,进入老年期。卵巢间质的内分泌功能逐渐衰退,生殖器官渐萎缩,此时骨质疏松症甚至骨折发生率增加。

第二节　女性生殖系统的内分泌调节

在脑部存在两个调节生殖功能的部位,即下丘脑和垂体。多年来的科学研究已揭示了下丘脑-垂体-卵巢激素的相互作用与女性排卵周期性的动态关系,这种动态关系涉及下丘脑-垂体生殖激素对卵巢功能的调节,以及卵巢激素对下丘脑-垂体分泌的生殖激素的反馈调节,此为下丘脑-垂体-卵巢的内分泌调节轴。近年来,研究还发现垂体和卵巢的自分泌/旁分泌在卵巢功能的调节中起重要作用。

在女性生殖周期中,卵巢激素的周期性变化对生殖器官的作用,使生殖器官出现有利于生殖的周期性变化。对于灵长类动物,雌性在生殖周期若未受孕,则最明显的特征是周期性的子宫内膜脱落所引起的子宫周期性出血,称月经。因而,灵长类雌性生殖周期也称月经周期。

中枢生殖调节激素包括下丘脑和腺垂体分泌的与生殖调节有关的激素。

一、下丘脑促性腺激素释放激素

(一)化学结构

下丘脑促性腺激素释放激素是控制垂体促性腺激素分泌的神经激素,其化学结构由 10 个氨基酸(焦谷氨酸、组氨酸、色氨酸、丝氨酸、酪氨酸、甘氨酸、亮氨酸、精氨酸、脯氨酸及甘氨酸)组成。

(二)产生部位及运输

GnRH 主要是由下丘脑弓状核的 GnRH 神经细胞合成和分泌。GnRH 神经元分泌的 GnRH 经垂体门脉血管被输送到腺垂体。

(三)GnRH 的分泌特点及生理作用

下丘脑 GnRH 的生理分泌为持续的脉冲式节律分泌,其生理作用为调节垂体促卵泡生成素(FSH)和促黄体生成素(LH)的合成和分泌。

(四)GnRH 分泌调控

GnRH 的分泌受来自血流的激素信号的调节,如垂体促性腺激素和性激素的反馈调节,包括起促进作用的正反馈和起抑制作用的负反馈。控制下丘脑 GnRH 分泌的反馈有长反馈、短反馈和超短反馈。长反馈是指性腺分泌到循环中的性激素的反馈作用,短反馈是指垂体激素的分泌对下丘脑 GnRH 分泌的负反馈,超短反馈是指 GnRH 对其本身合成的抑制。另外,来自中枢神经系统更高中枢的信号还可以通过多巴胺、去甲肾上腺素、儿茶酚胺、内啡肽、5-羟色胺和褪黑素等一系列神经递质调节 GnRH 的分泌。

二、垂体生殖激素

腺垂体分泌的直接与生殖调节有关的激素有促性腺激素和催乳素。

(一)促性腺激素

促性腺激素包括 FSH 和 LH,它们是由腺垂体促性腺激素细胞分泌的。

FSH 和 LH 均为由 α 和 β 两个亚基组成的糖蛋白激素,LH 的分子量约为 28 000,FSH 的分子量约为 33 000。FSH、LH、人绒毛膜促性激素(HCG)和促甲状腺激素(TSH)4 种激素的 α 亚基完全相同,β 亚基不同。α 亚基和 β 亚基均为激素活性所必需的,单独的 α 亚基或 β 亚基不具有生物学活性,只有两者结合形成完整的分子结构才具有活性。

(二)催乳素

催乳素主要由垂体前叶催乳素细胞合成分泌,催乳素细胞占垂体细胞总数的 1/3～1/2。另外,子宫内膜的蜕膜细胞或蜕膜样间质细胞也可分泌少量的催乳素。催乳素能影响下丘脑-垂体-卵巢轴,正常水平的催乳素对卵泡的发育非常重要。过高的催乳素水平会抑制 GnRH、LH 和 FSH 的分泌,抑制卵泡的发育和排卵,导致排卵障碍。因此,高催乳素血症患者会出现月经稀发和闭经。

垂体催乳素的分泌主要受下丘脑分泌的激素或因子调控。多巴胺是下丘脑分泌的最主要的催乳素抑制因子,它与催乳素细胞上的 D_2 受体结合后发挥作用。多巴胺能抑制催乳素 mRNA 的表达、催乳素的合成及分泌,是目前已知的最强的催乳素抑制因子。一旦下丘脑多巴胺分泌减少或下丘脑-垂体间多巴胺转运途径受阻,就会出现高催乳素血症。下丘脑分泌的催乳素释放因子包括促甲状腺素释放激素(TRH)、血管升压素、催产素等。TRH 能刺激催乳素 mRNA 的表达,促进催乳素的合成与分泌。原发性甲状腺功能减退者发生的高催乳素血症就与患者体内的 TRH 升高有关。血管升压素和催产素对催乳素分泌的影响很小,可能不具有临床意义。

许多生理活动都可影响体内的催乳素水平。睡眠后催乳素分泌显著增加,直到睡眠结束,醒后分泌减少。一般来说,人体内催乳素水平在早晨 5:00～7:00最高,9:00～11:00 最低,下午较上午高。精神状态也影响催乳素的分泌,激动或紧张时催乳素分泌显著增加。另外,高蛋白饮食、性交和哺乳等也可使催乳素分泌增加。

三、卵巢生理周期及调节

本小节将阐述卵巢内卵泡发育、排卵及黄体形成至退化的生理周期变化及调节,以及垂体促性腺激素与卵巢激素相互作用关系。卵巢内激素关系与形态学和自分泌/旁分泌活动的关系使卵巢活动周而复始。

(一)卵泡的发育

近年来,随着生殖医学的发展,人们对卵泡发育的过程有了进一步的了解。

目前认为,卵泡的发育成熟过程跨越的时间很长,仅从有膜的窦前卵泡发育至成熟卵泡就需要 85 天(图 1-1)。

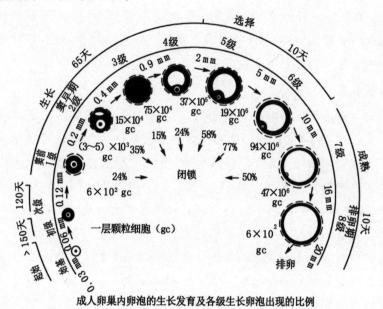

成人卵巢内卵泡的生长发育及各级生长卵泡出现的比例

图 1-1　卵泡发育示意图

始基卵泡直径约 30 μm,由一个卵母细胞和一层扁平颗粒细胞组成。新生儿两侧卵巢内共有 100 万~200 万个始基卵泡,青春期启动时有 20 万~40 万个始基卵泡。性成熟期,每月有一个卵泡发育成熟,女性一生中共有 400~500 个始基卵泡最终发育成成熟卵泡。

初级卵泡是由始基卵泡发育而来的,直径>60 μm,此期的卵母细胞增大,颗粒细胞也由扁平变为立方形,但仍为单层。初级卵泡的卵母细胞和颗粒细胞之间出现一层含糖蛋白膜,称为透明带。透明带是由卵母细胞和颗粒细胞共同分泌形成的。

初级卵泡进一步发育,形成次级卵泡。次级卵泡的直径不足 120 μm,由卵母细胞和多层颗粒细胞组成。

初级卵泡和次级卵泡均属窦前卵泡。随着次级卵泡的进一步发育,卵泡周围的间质细胞生长分化成卵泡膜,卵泡膜分为内泡膜层和外泡膜层两层。高庚(Gougen)根据卵泡膜内层细胞和颗粒细胞的生长,把有膜卵泡的生长分成 8 个等级,具体如下。

次级卵泡在第 1 个月经周期的黄体期进入第 1 级,1 级卵泡仍为窦前卵泡;

约25天后在第2个月经周期的卵泡期发育成2级卵泡,此时颗粒细胞间积聚的卵泡液增加融合成卵泡腔,因此这种卵泡被称为窦腔卵泡,从此以后的卵泡均为窦腔卵泡。卵泡液中含有丰富的类固醇激素、促性腺激素和生长因子,它们对卵泡的发育具有极其重要的意义。20天后,卵泡在黄体期末转入第3级,14天后转入第4级,4级卵泡直径约2 mm。10天后,卵泡在第3个月经周期的黄体晚期转入第5级。5级卵泡为卵泡募集的对象,被募集的卵泡从此进入第6、7、8级,每级之间间隔5天(图1-2)。

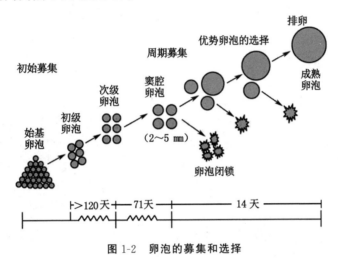

图 1-2　卵泡的募集和选择

1.初始募集

静止的始基卵泡进入到卵泡生长轨道的过程称为初始募集,初始募集的具体机制尚不清楚。目前认为,静止的始基卵泡在卵巢内同时受到抑制因素和刺激因素的影响,当刺激因素占上风时就会发生初始募集。FSH水平升高可导致初始募集增加,这说明FSH能刺激初始募集的发生。但是始基卵泡上没有FSH受体,因此FSH对初始募集的影响可能仅仅是一种间接影响。

一些局部生长因子在初始募集的启动中可能起关键作用,如生长分化因子-9 (growth differentiation factor-9,GDF-9)和kit配体等。GDF-9是转化生长因子/激活素家族中的一员,它由卵母细胞分泌,对大鼠的初始募集至关重要。GDF-9发生基因突变时,大鼠的始基卵泡很难发展到初级卵泡。kit配体是由颗粒细胞分泌的,它与卵母细胞和颗粒细胞上的kit受体结合。kit配体是初始募集发生的关键因子之一。

2.营养生长阶段

从次级卵泡到4级卵泡的生长过程很缓慢,次级卵泡及其以后各期卵泡的颗粒细胞上均有 FSH、雌激素和雄激素受体。泡膜层也是在次级卵泡期形成，泡膜细胞上有 LH 受体。由于卵泡上存在促性腺激素受体，所以促性腺激素对该阶段的卵泡生长也有促进作用。

不过促性腺激素对该阶段卵泡生长的影响较小。即使没有促性腺激素的影响，卵泡也可以发展成早期窦腔卵泡。与促性腺激素水平正常时的情况相比，缺乏促性腺激素时，卵泡生长得更慢，生长卵泡数更少。

由于该阶段卵泡的生长对促性腺激素的依赖性很小，可能更依赖卵巢的局部调节，如胰岛素样生长因子和转化生长因子-β 等，因此 Gougeon 称此阶段为营养生长阶段(图 1-3)。

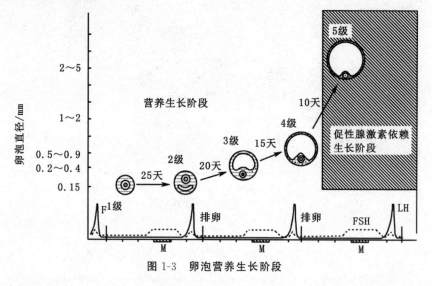

图 1-3　卵泡营养生长阶段

3.周期募集

在黄体晚期，生长卵泡发育成直径为 2～5 mm 的 5 级卵泡。绝大部分 5 级卵泡将发生闭锁，只有少部分 5 级卵泡在促性腺激素(主要是 FSH)的作用下，可以继续生长发育并进入到下个月经周期的卵泡期。这种少部分 5 级卵泡被募集到继续生长的轨道的过程，就称为周期募集(图 1-2)。

4 级卵泡以后的各级卵泡的生长对促性腺激素的依赖很大，如果促性腺激素水平比较低，这些卵泡将发生闭锁。另外，雌激素也能促进这些卵泡的生长，因此雌激素有抗卵泡闭锁的作用。在青春期前也有卵泡生长，但是由于促性腺激素水平低，这些生长卵泡在周期募集发生前都闭锁了。在青春期启动后，下丘脑-垂体-卵巢轴被激活，促性腺激素分泌增加，周期募集才开始成为可能。

在黄体晚期，黄体功能减退，雌孕激素水平下降，促性腺激素水平轻度升高。

在升高的促性腺激素的作用下,一部分5级卵泡被募集,从而可以继续生长。由此可见,周期募集的关键因素是促性腺激素。

4.促性腺激素依赖生长阶段

周期募集后的卵泡的生长依赖促性腺激素,目前认为5级以后,卵泡的生长都需要一个最低水平的FSH,即阈值。只有FSH水平达到或超过阈值时,卵泡才能继续生长,否则卵泡将闭锁。因此5级及其以后的卵泡生长阶段被称为促性腺激素依赖生长阶段。雌激素对该阶段卵泡的生长也有促进作用,雌激素可使卵泡生长所需的FSH阈值降低。

5.优势卵泡的选择

周期募集的卵泡有多个,但是最终只有一个卵泡发育为成熟卵泡并发生排卵。这个将来能排卵的卵泡被称为优势卵泡,选择优势卵泡的过程称为优势卵泡的选择。

优势卵泡的选择发生在卵泡早期(月经周期的第5~7天)。目前认为优势卵泡的选择与雌激素的负反馈调节有关,优势卵泡分泌雌激素的能力强,其卵泡液中的雌激素水平高。一方面,雌激素能在卵泡局部协同FSH,促进颗粒细胞的生长,提高卵泡对FSH的敏感性。另一方面,雌激素对垂体FSH的分泌具有负反馈抑制作用,使循环中的FSH水平下降。卵泡中期,随着卵泡的发育和雌激素分泌的增加,FSH分泌减少。优势卵泡分泌雌激素的能力强,对FSH敏感,因此其生长对FSH的依赖较小,可继续发育。分泌雌激素能力低的卵泡,其卵泡液中的雌激素水平低,对FSH不敏感,生长依赖于高水平的FSH,FSH水平下降时它们将闭锁。

6.排卵

成熟卵泡也被称为格拉夫(Graaffian)卵泡,直径可达20 mm以上。成熟卵泡破裂,卵母细胞排出,这个过程称为排卵。排卵发生在卵泡晚期,此时雌二醇水平迅速上升并达到峰值,该峰值可达350 pg/mL以上。高水平的雌二醇对下丘脑-垂体产生正反馈,诱发垂体LH峰性分泌,形成LH峰。LH峰诱发排卵,在LH峰出现36小时后发生排卵。

排卵需要黄体酮和前列腺素。排卵前的LH峰诱导颗粒细胞产生孕激素受体,孕激素受体缺陷者存在排卵障碍,这说明孕激素参与排卵的调节。排卵前的LH峰激活环氧合酶-2(COX-2)的基因表达,COX-2合成增加,前列腺素生成增多。前列腺素缺乏会导致排卵障碍,这说明前列腺素也参与排卵的调节。

排卵过程的具体机制尚不清楚,下面把目前对排卵的一些认识作一简介

(图 1-4)。LH 峰激活卵丘细胞和颗粒细胞内的透明质酸酶的基因表达,透明质酸酶的增加使卵丘膨大,目前认为卵泡膨大是排卵的必要条件之一。LH 峰还激活溶酶体酶,在溶酶体酶的作用下排卵斑形成。孕激素的作用是激活排卵相关基因的转录,前列腺素参与排卵斑的形成过程。排卵斑破裂是蛋白水解酶作用的结果,这些酶包括纤溶酶原激活物和基质金属蛋白酶等。

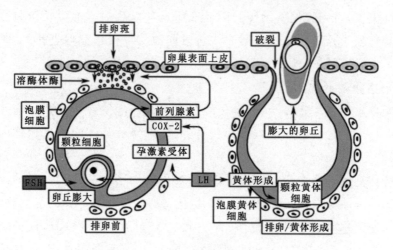

图 1-4　排卵机制

7.卵泡闭锁

在每一个周期中都有许多卵泡生长发育。但是,最终每个月只有一个卵泡发育为成熟卵泡并排卵,其余的绝大多数(99.9%)卵泡都闭锁了。在卵泡发育的各个时期都可能发生卵泡闭锁。卵泡闭锁属于凋亡范畴,一些生长因子和促性腺激素参与其中。

(二)卵母细胞的变化

在卵泡发育的过程中,卵母细胞也发生了重大变化(图 1-5)。随着卵泡的增大,卵母细胞的体积也不断增大。始基卵泡的卵母细胞为处于减数分裂前期Ⅰ的初级卵母细胞,LH 峰出现后进入到减数分裂中期Ⅰ,排卵前迅速完成第一次减数分裂,形成 2 个子细胞:次级卵母细胞和第一极体。次级卵母细胞很快进入到减数分裂中期Ⅱ,且停止于该期。直到受精后才会完成第二次减数分裂。

(三)卵泡发育的调节

FSH 是促进卵泡发育的主要因子之一,窦前期卵泡和窦腔卵泡的颗粒细胞膜上均有 FSH 受体,FSH 本身能上调 FSH 受体的基因表达。FSH 能刺激颗粒细胞的增生,激活颗粒细胞内的芳香化酶。另外,FSH 还能上调颗粒细胞上 LH 受体的基因表达。LH 受体分布于卵泡膜细胞和窦期卵泡的颗粒细胞上,它对卵泡的生长发育也很重要。LH 的主要作用是促进卵泡膜细胞合成雄激素,后者是合成雌激素的前体。

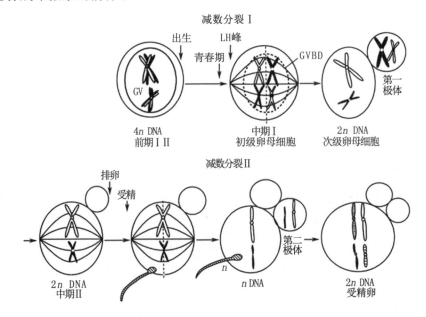

图 1-5　卵子的发生过程

GV:生发小泡;GVBD:生发小泡破裂(breakdown);4n DNA:4 倍体(正常体细胞为 2 倍体);2n DNA:2 倍体;n DNA:单倍体。

雌激素参与卵泡生长发育各个环节的调节,颗粒细胞和卵泡膜细胞均为雌激素的靶细胞。雌激素能刺激颗粒细胞的有丝分裂,促进卵泡膜细胞上 FSH 受体和 LH 受体的基因表达。雌激素在窦腔形成和优势卵泡选择的机制中居重要地位。雄激素在卵泡发育中的作用目前尚不清楚,但临床上有证据提示,雄激素过多可导致卵泡闭锁。

四、卵巢的自分泌/内分泌

卵泡内还有许多蛋白因子,如抑制素、激活素、胰岛素样生长因子等,它们也参与卵泡发育的调节,但其具体作用还有待于进一步的研究。

(一)抑制素、激活素和卵泡抑素

抑制素、激活素和卵泡抑素属同一家族的肽类物质,由颗粒细胞在 FSH 作用下产生。抑制素是抑制垂体 FSH 分泌的重要因子。激活素的作用是刺激 FSH 释放,在卵巢局部起增强 FSH 的作用。卵泡抑素具有抑制 FSH 活性的作用,此作用可能是通过与激活素的结合完成的。

抑制素由 α、β 两个亚单位组成,其中 β 亚单位主要有两种,即 β_A 和 β_B。α 亚单位和 β_A 亚单位组成的抑制素称为抑制素 A($\alpha\beta_A$),α 亚单位和 β_B 亚单位组成的抑制素称为抑制素 B($\alpha\beta_B$)。激活素是由构成抑制素的 β 亚单位两两结合而成的,由两个 β_A 亚单位组成的激活素称为激活素 A($\beta_A\beta_A$),由两个 β_B 亚单位组成的称为激活素 B($\beta_B\beta_B$),由一个 β_A 亚单位和一个 β_B 亚单位组成的称为激活素 AB($\beta_A\beta_B$)。近年又有一些少见的 β 亚单位被发现,目前尚不清楚它们的分布和作用。

在整个卵泡期抑制素 A 水平都很低,随着 LH 的出现,抑制素 A 的水平也开始升高,黄体期达到峰值,其水平与黄体酮水平平行。黄体晚期抑制素水平很低,此时 FSH 水平升高,5 级卵泡募集。卵泡早期,FSH 水平升高,激活素和抑制素 B 水平也升高。卵泡中期抑制素 B 达到峰值,此时由于卵泡的发育和抑制素 B 水平的升高,FSH 水平下降,因此发生了优势卵泡的选择。优势卵泡主要分泌抑制素 A。排卵后,黄体形成,黄体主要分泌激活素 A 和抑制素 A。因此卵泡晚期和黄体期,抑制素 B 水平较低。绝经后,卵泡完全耗竭,抑制素分泌也停止。除卵巢外,体内其他一些组织器官也分泌激活素,因此绝经后妇女体内的激活素水平没有明显的变化。由于抑制素 B 主要由早期卵泡分泌,因此它可以作为评估卵巢储备功能的指标。同样,抑制素 A 可以作为评估优势卵泡发育情况的指标。

(二)胰岛素样生长因子

胰岛素样生长因子(IGF)为低分子量的单链肽类物质,其结构和功能与胰岛素相似,故称之为胰岛素样生长因子。IGF 有两种:IGF-1 和 IGF-2。循环中的 IGF-1 由肝脏合成(生长激素依赖),通过循环到达全身各组织发挥生物效应。近年来,大量研究表明,体内多数组织能合成 IGF-1,其产生受到生长激素或器官特异激素的调节。卵巢产生的 IGF 量仅次于子宫和肝脏。在卵巢,IGF 产生于卵泡颗粒细胞和卵泡膜细胞,促性腺素对其产生具有促进作用。

IGF 对卵巢的作用已经阐明,IGF 受体在人卵巢的颗粒细胞和卵泡膜细胞中均有表达。已证明 IGF-1 具有促进促性腺素对卵泡膜和颗粒细胞的作用,包括颗粒细胞增生、芳香化酶活性、LH 受体合成及抑制素的分泌。IGF-Ⅱ 对颗粒细胞的有丝分裂也有刺激作用。在人类卵泡细胞,IGF-1 协同 FSH 刺激蛋白合成和类固醇激素合成。在颗粒细胞上出现 LH 受体时,IGF-1 能提高 LH 的促黄体酮合成作用及刺激颗粒细胞黄体细胞的增生。IGF-1 与 FSH 协同促进排卵前卵泡的芳香化酶活性。因此,IGF-1 对卵巢雌二醇和黄体酮的合成均具有促进作用。另外,IGF-1的促卵母细胞成熟和促受精卵卵裂的作用在动物实验中均得到证实。离体实验表明,IGF-1对人未成熟卵具有促成熟作用。

有 6 种 IGF 结合蛋白(IGFBPs),即 IGFBP-1、IGFBP-2、IGFBP-3、IGFBP-4、IGFBP-5、IGFBP-6,其作用是与 IGF 结合,调节 IGF 的作用。游离状态的 IGFs 具有生物活性,与 IGFBPs 结合的 IGFs 无生物活性。另外,IGFBPs 对细胞还具有与生长因子无关的直接作用。卵巢局部产生的 IGFBPs 的基本功能是通过在局部与 IGFs 结合,从而降低 IGFs 的活性。

IGF 的局部活性还可受到蛋白水解酶的调节,蛋白水解酶可调节 IGFBP 的活性。雌激素占优势的卵泡液中 IGFBP-4 浓度非常低;相反雄激素占优势的卵泡液中有高浓度的 IGFBP-4。蛋白水解酶可降低IGFBPs的活性及提高 IGF 的活性,这是保证优势卵泡正常发育的另一机制。

(三)抗米勒激素

抗米勒激素由颗粒细胞产生,具有抑制卵母细胞减数分裂和直接抑制颗粒细胞和黄体细胞增生的作用,并可抑制 EGF 刺激的细胞增生。

(四)卵母细胞成熟抑制因子

卵母细胞成熟抑制因子(OMI)由颗粒细胞产生,具有抑制卵母细胞减数分裂的作用,卵丘的完整性是其活性的保证,LH 排卵峰能克服或解除其抑制作用。

(五)内皮素-1

内皮素-1 是肽类物质,产生于血管内皮细胞,以前称之为黄素化抑制因子,可以抑制 LH 促进的黄体酮分泌。

五、黄体

排卵后卵泡壁塌陷,卵泡膜内的血管和结缔组织伸入到颗粒细胞层。在 LH 的作用下,颗粒细胞继续增大,空泡化,积聚黄色脂质,形成黄色的实体结构,称为黄体。颗粒细胞周围的卵泡膜细胞也演化成卵泡膜黄体细胞,成为黄体的一部分。如不受孕,黄体仅维持 14 天,以后逐渐被结缔组织取代,形成白体。受孕后黄体可维持 6 个月,以后也将退化成白体。

LH 是黄体形成的关键因素,研究表明,它对黄体维持也有重要的意义。在黄体期,黄体细胞膜上的 LH 受体数先进行性增加,以后再减少。但是即使在黄体晚期,黄体细胞上也含有大量的 LH 受体。缺少 LH 时,黄体酮分泌会明显减少。

在非孕期,黄体的寿命通常只有 14 天左右。非孕期黄体退化的机制目前尚不清楚,用 LH 及其受体的变化无法解释。有研究者认为可能与一些调节细胞凋亡的基因有关。

下丘脑-垂体-卵巢轴激素的相互关系:下丘脑-垂体-卵巢轴是一个完整而协调的神经内分泌系统。下丘脑通过分泌 GnRH 控制垂体 LH 和 FSH 的释放,从而控制性腺发育和性激素的分泌,卵巢在促性腺激素作用下,发生周期性排卵并伴有卵巢性激素分泌的周期性变化,而卵巢性激素对中枢生殖调节激素的合成和分泌又具有反馈调节作用,从而使循环中 LH 和 FSH 呈密切相关的周期性变化。

性激素反馈作用于中枢,使下丘脑 GnRH 和垂体促性腺激素合成或分泌增加时,称正反馈;反之,使下丘脑 GnRH 和垂体促性腺激素合成或分泌减少时,称负反馈。

当循环中雌激素低于 200 pg/mL 时,对垂体 FSH 的分泌起抑制作用(负反馈)。因此,在卵泡期,随着卵泡发育,卵巢分泌雌激素的增加,垂体释放 FSH 受到抑制,使循环中 FSH 下降。当卵泡接近成熟,卵泡分泌雌激素使循环中雌激素达到高峰,当循环中雌激素浓度达到或高于 200 pg/mL 时,即刺激下丘脑 GnRH 和垂体 LH、FSH 大量释放(正反馈),形成循环中的 LH、FSH 排卵峰。然后成熟卵泡在 LH、FSH 排卵峰的作用下排卵,继后黄体形成,卵巢不仅分泌雌激素,还分泌黄体酮。黄体期无论是垂体 LH 和 FSH 的释放还是合成均受到抑制作用,循环中 LH、FSH 下降,卵泡发育受限制。黄体萎缩时,循环中雌激素和孕激素水平下降。可见下丘脑-垂体-卵巢轴分泌的激素的相互作用是女性生殖周期运转的机制,卵巢是调节女性生殖周期的重要环节。若未受孕,卵巢黄体萎缩,致使子宫内膜失去雌、孕激素的支持而萎缩、坏死,引起子宫内膜脱落和出血。因此月经来潮是一个生殖周期生殖的失败及一个新的生殖周期开始的标志。

第二章

女性生殖系统炎症

第一节　盆腔炎性疾病

　　盆腔炎性疾病是指一组女性上生殖道的感染性疾病,主要包括子宫内膜炎、输卵管炎、输卵管卵巢脓肿、盆腔腹膜炎。炎症可局限于一个部位,也可同时累及几个部位,最常见的是输卵管炎。盆腔炎性疾病大多发生在性活跃期、有月经的妇女,初潮前、绝经后或未婚者很少发生盆腔炎性疾病。若盆腔炎性疾病未能得到及时、彻底治疗,可导致不孕、输卵管妊娠、慢性盆腔痛,炎症反复发作等盆腔炎性疾病的后遗症,严重影响妇女健康,增加家庭与社会经济负担。

一、病原体及致病特点

　　盆腔炎性疾病的病原体分为外源性及内源性病原体,两种病原体可单独存在,但通常为混合感染。不同病原体有不同的致病特点,了解这些特点可以根据经验判断致病菌,从而为治疗时选择抗生素提供帮助。

(一)外源性病原体

　　主要为性传播性疾病(STD)的病原体,常见的病原体为淋病奈瑟菌、沙眼衣原体,其他尚有支原体,包括人型支原体、解脲脲原体及生殖支原体。淋病奈瑟菌所致盆腔炎多于月经期或经后 7 天内发病,起病急,可有高热,体温在 38 ℃以上,常引起输卵管积脓,通常对抗生素治疗敏感。而衣原体感染的症状不明显,无高热,可有轻微下腹痛,阴道少量不规则出血,病程较长,久治不愈,导致不孕。

　　有关支原体与盆腔炎性疾病的关系尚无最后定论。过去研究较多的为解脲脲原体、人型支原体与盆腔炎性疾病的关系,近几年研究发现生殖支原体可引起上生殖道感染,所引起的临床症状轻微或不明显,与衣原体感染相似。

(二)内源性病原体

来自原寄居于阴道内的菌群,包括需氧菌及厌氧菌,以混合感染多见。主要的需氧菌及兼性厌氧菌有金黄色葡萄球菌、溶血性链球菌、大肠埃希菌、阴道加德纳菌;厌氧菌有脆弱类杆菌、消化球菌、消化链球菌、普雷沃菌。近年来研究发现盆腔炎性疾病与引起细菌性阴道病(BV)的病原体有关,如普雷沃菌、消化链球菌、加德纳菌等,引起 BV 的病原体可分泌多种蛋白溶解酶溶解宫颈黏液栓,导致上行性感染。厌氧菌感染的特点是容易形成盆腔脓肿、感染性血栓静脉炎,脓液有粪臭并有气泡。据文献报道,70%~80%盆腔脓肿可培养出厌氧菌。

二、感染途径

(一)沿生殖道黏膜上行蔓延

病原体侵入外阴、阴道后,或阴道内的病原体沿宫颈黏膜、子宫内膜、输卵管黏膜,蔓延至卵巢及腹腔,是非妊娠期、非产褥期盆腔炎的主要感染途径。淋病奈瑟菌、衣原体及葡萄球菌等常沿此途径扩散(图 2-1)。

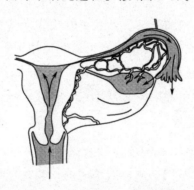

图 2-1　炎症经黏膜上行蔓延

(二)经淋巴系统蔓延

病原体经外阴、阴道、宫颈及宫体创伤处的淋巴管侵入盆腔结缔组织及内生殖器其他部分,是产褥感染、流产后感染的主要感染途径(图 2-2)。链球菌、大肠埃希菌、厌氧菌多沿此途径蔓延。

(三)经血液循环传播

病原体先侵入人体的其他系统,再经血液循环感染生殖器,为结核分枝杆菌感染的主要途径(图 2-3)。

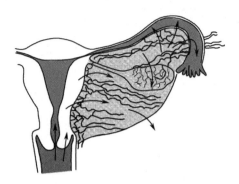

图 2-2　炎症经淋巴系统蔓延

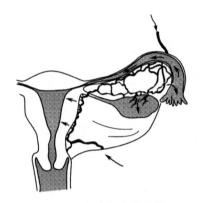

图 2-3　炎症经血行传播

(四)直接蔓延

腹腔其他脏器感染后,直接蔓延到内生殖器,如阑尾炎可引起右侧输卵管炎。

三、高危因素

了解高危因素有利于盆腔炎性疾病的正确诊断及预防。

(一)年龄

据资料显示,盆腔炎性疾病的高发年龄为 15~25 岁。年轻妇女容易发生盆腔炎性疾病可能与频繁性活动、宫颈柱状上皮异位、宫颈黏液机械防御功能较差有关。

(二)性活动

盆腔炎性疾病多发生在性活跃期妇女,尤其是初次性交年龄小、有多个性伴侣、性交过频及性伴侣有性传播疾病者。

(三)下生殖道感染

下生殖道感染如淋病奈瑟菌性宫颈炎、衣原体性宫颈炎及细菌性阴道病与盆腔炎性疾病的发生密切相关。

(四)子宫腔内手术操作后感染

如刮宫术、输卵管通液术、子宫输卵管造影术、宫腔镜检查等,由于手术所致生殖道黏膜损伤、出血、坏死,导致下生殖道内源性病原体上行感染。

(五)性卫生不良

经期性交,使用不洁月经垫等,均可使病原体侵入而引起炎症。此外,低收入群体不注意性卫生保健,阴道冲洗者盆腔炎性疾病的发生率较高。

(六)邻近器官炎症直接蔓延

如阑尾炎、腹膜炎等蔓延至盆腔引起炎症,病原体以大肠埃希菌为主。

(七)盆腔炎性疾病再次急性发作

盆腔炎性疾病所致的盆腔广泛粘连、输卵管损伤、输卵管防御能力下降,容易造成再次感染,导致急性发作。

四、病理

(一)子宫内膜炎及子宫肌炎

子宫内膜充血、水肿、有炎性渗出物,严重者内膜坏死、脱落形成溃疡。镜下见大量白细胞浸润,炎症向深部侵入形成子宫肌炎。

(二)输卵管炎、输卵管积脓、输卵管卵巢脓肿

输卵管炎因病原体的传播途径不同而有不同的病变特点。

1.炎症经子宫内膜向上蔓延

首先引起输卵管黏膜炎,上皮发生退变、脱落及粘连,导致输卵管管腔及伞端闭锁,若有脓液积聚于管腔内则形成输卵管积脓。

2.病原体通过宫颈的淋巴管播散到宫旁结缔组织

首先侵及输卵管浆膜层,发生输卵管周围炎,进而与周围组织形成粘连,而输卵管黏膜层可不受累或受累极轻。

卵巢炎很少单独发生,卵巢常与发炎的输卵管伞端粘连而发生卵巢周围炎,称输卵管卵巢炎。炎症可通过卵巢排卵的破孔侵入卵巢实质形成卵巢脓肿,脓肿壁与输卵管积脓粘连并穿通,形成输卵管卵巢脓肿。

(三)盆腔腹膜炎

盆腔内器官发生严重感染时,往往蔓延到盆腔腹膜,腹膜充血、水肿、渗出,形成盆腔脏器粘连。当有大量脓性渗出液积聚于粘连的间隙内时,可形成散在小脓肿;积聚于直肠子宫陷凹处则形成盆腔脓肿,较多见。输卵管卵巢脓肿或盆腔脓肿可破入直肠或阴道而使症状突然减轻,也可破入腹腔引起弥漫性腹膜炎。

(四)盆腔结缔组织炎

内生殖器急性炎症时或阴道、宫颈有创伤时,病原体经淋巴管进入盆腔结缔组织而引起组织充血、水肿及中性粒细胞浸润。以宫旁结缔组织炎最常见,开始局部增厚,质地较软,边界不清,以后向两侧盆壁呈扇形浸润,若组织化脓则形成盆腔腹膜外脓肿,可自发破入直肠或阴道。

(五)败血症及脓毒败血症

当病原体毒性强、数量多、患者抵抗力降低时,常发生败血症。多见于严重的产褥感染、感染性流产及播散性淋病。发生盆腔炎性疾病后,若身体其他部位发现多处炎症病灶或脓肿者,应考虑有脓毒败血症存在,但需经血培养证实。

(六)Fitz-Hugh-Curtis 综合征

Fitz-Hugh-Curtis 综合征是指肝包膜炎症而无肝实质损害的肝周围炎。淋病奈瑟菌及衣原体感染均可引起。由于肝包膜水肿,吸气时右上腹疼痛。肝包膜上有脓性或纤维渗出物,早期在肝包膜与前腹壁腹膜之间形成松软粘连,晚期形成琴弦样粘连。5%~10%输卵管炎可出现此综合征,临床表现为继下腹痛后出现右上腹痛,或下腹疼痛与右上腹疼痛同时出现。

五、临床表现

可因感染的病原体、炎症轻重及范围大小而有不同的临床表现。轻者无症状或症状轻微。常见症状为下腹痛、发热、异常阴道分泌物或异常阴道出血。腹痛为持续性、活动或性交后加重。若有泌尿系统感染,可有排尿困难、尿频、尿痛等症状。若病情严重可有寒战、高热、头痛、食欲缺乏等全身症状。若出现腹膜炎或盆腔脓肿,可有恶心、呕吐、腹胀、腹泻、里急后重等消化系统症状。若有输卵管炎的症状及体征并同时有右上腹疼痛者,应怀疑有肝周围炎。

患者体征差异较大,轻者无明显异常发现,或妇科检查仅发现宫颈举痛或宫体压痛或附件区压痛。严重病例呈急性病容,体温升高,心率加快,下腹部有压痛、反跳痛及肌紧张,甚至出现腹胀,肠鸣音减弱或消失。盆腔检查:阴道可见脓性臭味分泌物；宫颈举痛，并可见宫颈充血、水肿，或有脓性分泌物；宫体稍大，有压痛，活动受限；子宫两侧压痛明显，若为单纯输卵管炎，可触及增粗的输卵管，压痛明显；若为输卵管积脓或输卵管卵巢脓肿，可触及肿块且压痛明显，不活动；宫旁结缔组织炎时，可扪及宫旁一侧或两侧片状增厚，或两侧宫骶韧带高度水肿、增粗，压痛明显；若有盆腔脓肿形成且位置较低时，可扪及后穹隆或侧穹隆有肿块且有波动感，三合诊常能协助进一步了解盆腔情况。

六、诊断

根据病史、临床表现及实验室检查结果可做出初步诊断。由于盆腔炎性疾病的临床表现差异较大，临床诊断准确性不高（与腹腔镜相比，阳性预测值为65%～90%）。理想的盆腔炎性疾病诊断标准是既要敏感性高能发现轻微病例，又要特异性强避免非炎症患者应用抗生素。但目前尚无单一的病史、体征或实验室检查，既敏感又特异。

（一）最低标准

宫颈举痛或子宫压痛或附件区压痛。

（二）附加标准

(1)口腔温度超过 38.3 ℃。

(2)宫颈或阴道异常黏液脓性分泌物。

(3)阴道分泌物生理盐水涂片检查见到大量白细胞。

(4)红细胞沉降率升高。

(5)C 反应蛋白升高。

(6)实验室检查证实的宫颈淋病奈瑟菌或沙眼衣原体阳性。

（三）特异标准

(1)子宫内膜活检证实子宫内膜炎。

(2)阴道超声或磁共振检查显示输卵管增粗，输卵管积液，伴或不伴有盆腔积液、输卵管卵巢肿块，或腹腔镜检查发现盆腔炎性疾病征象。

最低诊断标准提示，性活跃的年轻女性或者具有 STD 的高危人群，若出现下腹痛，并可排除其他引起下腹痛的原因，妇科检查符合最低诊断标准，即可给予经验性抗生素治疗。下腹痛同时伴有下生殖道感染征象时，诊断盆腔炎性疾病的可能性增加。

附加标准可增加诊断的特异性，多数盆腔炎性疾病患者有宫颈黏液脓性分泌物,或阴道分泌物生理盐水涂片检查见到白细胞。若宫颈分泌物正常并且见不到白细胞,盆腔炎性疾病的诊断需慎重,需要考虑有无其他原因引起的下腹痛。

特异标准基本可诊断盆腔炎性疾病,但由于除超声检查外,均为有创检查或费用较高,特异标准仅适用于一些有选择的病例。腹腔镜诊断盆腔炎性疾病标准包括:①输卵管表面明显充血;②输卵管壁水肿;③输卵管伞端或浆膜面有脓性渗出物。腹腔镜诊断输卵管炎准确率高,并能直接采取感染部位的分泌物做细菌培养,但临床应用有一定局限性。并非所有怀疑盆腔炎性疾病的患者均能接受这一检查,对轻度输卵管炎的诊断准确性较低。此外,对单独存在的子宫内膜炎无诊断价值。

在做出盆腔炎性疾病的诊断后,需进一步明确病原体。宫颈管分泌物及后穹隆穿刺液的涂片、培养及核酸扩增检测病原体,对明确病原体有帮助。革兰染色涂片可根据细菌形态为选用抗生素及时提供线索;细菌培养及药物敏感试验,为选择敏感抗生素提供依据。除病原体检查外,还可根据病史(如是否为 STD 高危人群)、临床特征初步判断病原体。

七、鉴别诊断

急性盆腔炎应与急性阑尾炎、输卵管妊娠流产或卵巢囊肿蒂扭转或破裂等急症相鉴别。

八、治疗

以抗生素治疗为主,必要时行手术治疗。抗生素的治疗原则:经验性、广谱、及时及个体化。①经验性抗生素:根据药敏试验选用抗生素较合理,但通常需在获得实验室检查结果前即给予抗生素治疗,因此初始治疗往往是选择经验性抗生素;②广谱抗生素:由于盆腔炎性疾病多为混合感染,选择的抗生素应覆盖所有可能的病原体,包括淋病奈瑟菌、沙眼衣原体、支原体、厌氧菌和需氧菌等;③及时:诊断后应立即开始治疗,诊断 48 小时内及时用药将明显降低盆腔炎性疾病后遗症的发生;④个体化选择抗生素:应综合考虑安全性、有效性、经济性、患者依从性等因素选择治疗方案,根据疾病的严重程度决定非静脉给药或静脉给药方案。

(一)非静脉给药方案

若患者一般状况好,症状轻,能耐受口服抗生素,并有随访条件,可在门诊给予口服或肌内注射抗生素治疗。

(1)头孢曲松钠 250 mg,单次肌内注射或头孢西丁钠 2 g,单次肌内注射,单次肌内给药后改为其他第二代或第三代头孢菌素类药物,如头孢唑肟、头孢噻肟等,口服给药,共 14 天。若选用药物不覆盖厌氧菌,加用硝基咪唑类药物,如甲硝唑 0.4 g,每 12 小时 1 次,口服 14 天。为覆盖沙眼衣原体或支原体,可加用多西环素 0.1 g,每 12 小时 1 次,口服;或米诺环素 0.1 g,每 12 小时1次,口服;或阿奇霉素 0.5 g,每天 1 次,口服,1~2 天后改为 0.25 g,每天1次,口服5~7 天。

(2)氧氟沙星 400 mg 口服,每天 2 次;或左氧氟沙星 500 mg 口服,每天1 次,连用 14 天;同时加用甲硝唑 0.4 g,每天 2~3 次,口服,连用 14 天。

(二)静脉给药方案

若患者一般情况差,病情严重,伴有发热、恶心、呕吐,或有盆腔腹膜炎或输卵管卵巢脓肿或门诊治疗无效或不能耐受口服抗生素或诊断不清,均应住院给予静脉抗生素药物治疗为主的综合治疗。

1.支持疗法

卧床休息,半卧位有利于脓液积聚于直肠子宫陷凹而使炎症局限。给予高热量、高蛋白、高维生素流质或半流质食物,补充液体,注意纠正电解质紊乱及酸碱失衡。高热时采用物理降温。尽量避免不必要的妇科检查以免引起炎症扩散,腹胀者应行胃肠减压。

2.抗生素药物治疗

给药途径以静脉滴注收效快,但在临床症状改善后,应继续静脉给药至少24 小时,然后转为口服药物治疗,共持续 14 天。

(1)头孢菌素类药物联合方案:头孢西丁钠 2 g,静脉滴注,每 6 小时 1 次;或头孢替坦 2 g,静脉滴注,每 12 小时 1 次;或头孢曲松 1 g,静脉滴注,每 24 小时 1 次。

(2)喹诺酮类药物与甲硝唑联合方案:氧氟沙星 0.4 g,每 12 小时 1 次,静脉滴注;或左氧氟沙星 0.5 g,每天 1 次,静脉滴注;加用硝基咪唑类药物,如甲硝唑 0.5 g,每 12 小时 1 次,静脉滴注。

(3)青霉素类与四环素类药物联合方案:氨苄西林钠舒巴坦钠 3 g,每 6 小时 1 次,静脉滴注;或阿莫西林克拉维酸钾 1.2 g,每 6~8 小时 1 次,静脉滴注;加用抗沙眼衣原体药物多西环素 0.1 g,每 12 小时 1 次,口服 14 天;或米诺环素 0.1 g,每 12 小时 1 次,口服 14 天;或阿奇霉素 0.5 g,每天 1 次,静脉滴注或口服 1~2 天后改为 0.25 g,每天 1 次,口服 5~7 天;加用硝基咪唑类药物,如甲硝唑 0.5 g,每 12 小时 1 次,静脉滴注。

　　(4)克林霉素与氨基糖苷类联合方案:克林霉素900 mg,每8小时1次,静脉滴注,临床表现改善后继续静脉应用24~48小时,改为口服450 mg,每天4次,连用14天;或林可霉素0.9 g,每8小时1次,静脉滴注;加用硫酸庆大霉素,首次负荷剂量为2 mg/kg,每8小时1次静脉滴注或肌内注射,维持剂量1.5 mg/kg,每8小时1次。

　　若为淋病奈瑟菌感染,首选头孢菌素类药物。由于耐喹诺酮类药物淋病奈瑟菌株的出现,美国CDC指南不再推荐该类药物治疗盆腔炎性疾病。若淋病奈瑟菌地区流行和个人危险因素低,而且头孢菌素不能应用(对头孢菌素类药物过敏)时,可考虑应用喹诺酮类药物,但在开始治疗前,必须进行淋病奈瑟菌的培养。

　　3.手术治疗

　　手术治疗主要用于抗生素控制不满意的输卵管卵巢脓肿或盆腔脓肿。手术指征有以下几项。

　　(1)药物治疗无效:输卵管卵巢脓肿或盆腔脓肿经药物治疗48~72小时,体温持续不降,患者中毒症状加重或肿块增大者,应及时手术,以免发生脓肿破裂。

　　(2)脓肿持续存在:经药物治疗后病情有所好转,继续控制炎症数天(2~3周),肿块仍未消失但已局限化,应手术切除,以免日后再次急性发作。

　　(3)脓肿破裂:突然腹痛加剧,寒战、高热、恶心、呕吐、腹胀,检查腹部拒按或有中毒性休克表现,应怀疑脓肿破裂。若脓肿破裂未及时诊治,死亡率较高。因此,一旦怀疑脓肿破裂,需立即在抗生素治疗的同时行剖腹探查。

　　手术可根据情况选择经腹手术或腹腔镜手术。手术范围应根据病变范围、患者年龄、一般状态等全面考虑。原则以切除病灶为主。年轻妇女应尽量保留卵巢功能,以采用保守性手术为主;年龄大、双侧附件受累或附件脓肿屡次发作者,行全子宫及双附件切除术;对极度衰弱危重患者的手术范围须按具体情况决定。若盆腔脓肿位置低、突向阴道后穹隆时,可经阴道切开排脓,同时注入抗生素。国外近几年报道对抗生素治疗72小时无效的输卵管卵巢脓肿,可在超声或CT引导下采用经皮引流技术,获得较好的治疗效果,尤其适用于体弱或要求保留生育功能的年轻患者。

　　4.中药治疗

　　中药和物理治疗在盆腔炎性疾病的治疗中具有一定作用。在抗生素治疗的基础上,辅以中药治疗,可能会减少慢性盆腔痛后遗症的发生。

第二节 宫 颈 炎

宫颈炎是妇科常见疾病之一。在正常情况下,宫颈具有黏膜免疫、体液免疫及细胞免疫等多种防御功能,是阻止病原体进入上生殖道的重要防线。多种因素如阴道炎、性交、宫腔操作不当等均容易诱发宫颈炎。宫颈炎包括宫颈阴道部炎症及宫颈管黏膜炎症。由于宫颈阴道部鳞状上皮与阴道鳞状上皮相延续,各种引起阴道炎的病原体如阴道毛滴虫、真菌等,均可引起宫颈阴道部炎症,其诊断、治疗与阴道炎相同。由于宫颈管黏膜为单层柱状上皮,抗感染能力差,易发生感染。临床多见的宫颈炎是急性宫颈炎。若急性宫颈炎未经及时诊治或病原体持续存在,可导致慢性宫颈炎或病原体上行导致上生殖道感染。

一、急性宫颈炎

急性宫颈炎是指宫颈局部充血、水肿,上皮变性、坏死,黏膜、黏膜下组织、腺体周围见大量中性粒细胞浸润的急性炎症,腺腔中可有脓性分泌物。急性宫颈炎以柱状上皮感染为主,包括宫颈管内的柱状上皮及外移到或外翻到宫颈阴道部的柱状上皮。

(一)病因及病原体

急性宫颈炎的病原体:①性传播疾病病原体,包括淋病奈瑟菌、沙眼衣原体、单纯疱疹病毒、巨细胞病毒和生殖支原体,主要见于的高危人群;②内源性病原体,包括需氧菌、厌氧菌,尤其是引起 BV 的病原体。部分患者的病原体不清楚。沙眼衣原体及淋病奈瑟菌均可感染宫颈管柱状上皮,沿黏膜面扩散引起浅层感染,病变以宫颈管明显。除宫颈管柱状上皮外,淋病奈瑟菌还常侵袭尿道移行上皮、尿道旁腺及前庭大腺。

(二)临床表现

大部分患者无症状。有症状者主要表现为阴道分泌物增多,呈黏液脓性,以及经间期出血、性交后出血等。妇科检查见宫颈充血、水肿、黏膜外翻,有黏液脓性分泌物附着甚至从宫颈管流出。宫颈管黏膜或者外移的柱状上皮质脆,容易诱发接触性出血。

（三）诊断

出现两个特征性体征之一，显微镜检查宫颈或阴道分泌物中白细胞增多，可做出急性宫颈炎的初步诊断。宫颈炎诊断后，需进一步做沙眼衣原体及淋病奈瑟菌的检测。

1.两个特征性体征

具备一个或同时具备两个：①于宫颈管或宫颈管棉拭子标本上，肉眼见到脓性或黏液脓性分泌物。②用棉拭子擦拭宫颈管口的黏膜时，由于黏膜质脆，容易诱发出血。

2.白细胞检测

可检测到宫颈管分泌物或阴道分泌物中的白细胞，后者需排除引起白细胞计数增高的阴道炎。

（1）宫颈管脓性分泌物涂片做革兰染色，中性粒细胞计数＞30/高倍视野。

（2）阴道分泌物涂片检查：白细胞计数＞10/高倍视野。

3.病原体检测

应做沙眼衣原体及淋病奈瑟菌的检测，以及有无BV及滴虫阴道炎。

由于宫颈炎也可以是上生殖道感染的一个征象，因此对宫颈炎患者应注意有无上生殖道感染。

（四）治疗

1.经验性抗生素治疗

对有STD高危因素的患者（如年龄低于25岁，多性伴或新性伴，并且为无保护性性交），在获得病原体检测结果前，采用针对沙眼衣原体的经验性抗生素治疗。阿奇霉素1 g单次口服或多西环素100 mg，每天2次，连服7天。

对低龄和易患淋病者，应使用针对淋病奈瑟菌的抗生素。由于淋病奈瑟菌感染常伴有衣原体感染，因此若为淋病奈瑟菌性宫颈炎，治疗时除选用抗淋病奈瑟菌药物外，还可同时应用抗衣原体感染药物。

2.针对病原体选用抗生素治疗

对淋病奈瑟菌所致的单纯宫颈炎可应用头孢曲松、头孢噻肟或大观霉素治疗；对沙眼衣原体所致的宫颈炎可应用多西环素或阿奇霉素或米诺环素、四环素、克拉霉素或氧氟沙星、左氧氟沙星、莫西沙星等。

3.性伴侣的治疗

若宫颈炎患者的病原体为沙眼衣原体及淋病奈瑟菌，应对其性伴侣进行相应的检查及治疗。

4.其他

对于合并 BV 者,同时治疗 BV,否则将导致宫颈炎持续存在。

二、慢性宫颈炎

慢性宫颈炎是指宫颈间质内有大量淋巴细胞、浆细胞等慢性炎细胞浸润的慢性炎症,可伴有宫颈腺上皮及间质的增生和鳞状上皮化生。慢性宫颈炎可由急性宫颈炎迁延而来,也可为病原体持续感染所致,病原体与急性宫颈炎相似。

(一)病理

1.慢性宫颈管黏膜炎

慢性宫颈管黏膜炎包括宫颈管内柱状上皮及外移至宫颈阴道部的柱状上皮的慢性炎症,由于宫颈管黏膜皱襞较多,柱状上皮抗感染能力差,感染后容易形成持续性宫颈黏膜炎症,表现为宫颈黏液及脓性分泌物,反复发作。

2.宫颈息肉

宫颈息肉是指宫颈管腺体和间质的局限性增生,突出于宫颈外口形成息肉。宫颈息肉的形成原因不明,部分患者可能与炎症刺激有关。光镜下见息肉表面被覆高柱状上皮,间质水肿、血管丰富及慢性炎性细胞浸润。宫颈息肉极少恶变,但应与子宫的恶性肿瘤鉴别。

3.宫颈肥大

慢性炎症的长期刺激导致腺体及间质增生。此外,宫颈深部的腺囊肿均可使宫颈呈不同程度肥大,硬度增加。

(二)临床表现

多无症状,少数患者可有阴道分泌物增多,淡黄色或脓性,性交后出血,月经间期出血,偶有分泌物刺激引起外阴瘙痒或不适。妇科检查可发现宫颈黏膜外翻、水肿或宫颈呈糜烂样改变,少数严重者可呈颗粒状或乳头状突起,表面覆有黄色分泌物或宫颈口可见黄色分泌物流出。若为宫颈息肉,检查可为单个,也可为多个,红色,质软而脆,呈舌型,可有蒂,蒂宽窄不一,根部可附在宫颈外口,也可在宫颈管内。若为宫颈肥大,宫颈可呈不同程度肥大,但尚无具体诊断标准,更多的是经验性诊断。

(三)诊断及鉴别诊断

根据临床表现可初步做出慢性宫颈炎的诊断,但应注意将妇科检查所发现的阳性体征与宫颈的常见病理生理改变进行鉴别。

1.宫颈柱状上皮异位和宫颈鳞状上皮内病变

除慢性宫颈炎外,宫颈的生理性柱状上皮异位、鳞状上皮内病变(squamous intraepithelial lesion,SIL),甚至早期宫颈癌也可呈现宫颈糜烂样改变。

生理性柱状上皮异位是指生育期、妊娠期妇女由于雌激素作用,宫颈管柱状上皮外移至宫颈阴道部,由于柱状上皮菲薄,其下间质透出,呈红色,肉眼看似糜烂,但并非病理学上所指的上皮脱落、溃疡的真性糜烂,在阴道镜下表现为宽大的转化区及内侧的柱状上皮。过去,曾将此种表现称为"宫颈糜烂",并认为是慢性宫颈炎最常见的病理类型之一。随着阴道镜技术的发展,对宫颈转化区形成的生理、病理有了新的认识。宫颈柱状上皮异位是阴道镜下描述宫颈管内的柱状上皮生理性外移至宫颈阴道部的术语。此外,宫颈 SIL 及早期宫颈癌也可呈现糜烂样改变。因此,既往所谓的"宫颈糜烂"作为慢性宫颈炎的诊断术语已不再恰当。

宫颈糜烂样改变只是一个临床征象,可以为生理性改变,也可以为病理改变(炎症、SIL 或早期宫颈癌)。因此,对于宫颈糜烂样改变者需进行炎症的相关检查及细胞学和/或人乳头瘤病毒(human papilloma virus,HPV)检测,必要时行阴道镜及活组织检查以除外宫颈 SIL 或宫颈癌。

2.宫颈腺囊肿

宫颈腺囊肿是宫颈转化区鳞状上皮取代柱状上皮过程中,新生的鳞状上皮覆盖宫颈腺管口或伸入腺管,将腺管口阻塞,导致腺体分泌物引流受阻、潴留形成的囊肿。宫颈局部损伤或宫颈慢性炎症使腺管口狭窄,也可导致宫颈腺囊肿形成。镜下见囊壁被覆单层扁平、立方或柱状上皮。检查见宫颈表面突出单个或多个青白色小囊泡,容易诊断。宫颈腺囊肿绝大多数情况下是宫颈的生理性变化,通常不需处理。但深部的宫颈腺囊肿,宫颈表面无异常,表现为宫颈肥大,应与宫颈腺癌鉴别。

3.子宫恶性肿瘤

宫颈息肉应与宫颈的恶性肿瘤及子宫体的恶性肿瘤相鉴别,因后两者也可呈息肉状,从宫颈口突出,鉴别方法是行宫颈息肉切除,病理组织学检查确诊。除慢性炎症外,内生型宫颈癌尤其是腺癌也可引起宫颈肥大,因此对宫颈肥大者,需行宫颈细胞学检查,必要时行宫颈管搔刮术进行鉴别。

(四)治疗

不同病变采用不同的治疗方法。

1.慢性宫颈管黏膜炎

对于初次就诊表现为宫颈管黏膜炎症者,有时很难区分其为急性或慢性宫颈管黏膜炎症,通常需要进行 STD 病原体的检查;对持续或反复发作的宫颈管黏膜炎症,也应除外是否为沙眼衣原体或淋病奈瑟菌的再次感染。对慢性宫颈管黏膜炎症,还应注意有无 BV 存在;若存在,应给予相应处理。

对表现为宫颈糜烂样改变者,若伴有接触性出血或分泌物明显增多或表面呈颗粒状或乳头状突起,而未检测到 STD 病原体,并排除 SIL 及宫颈癌,可给予物理治疗,包括激光、冷冻、微波等方法。若为宫颈糜烂样改变并无炎症表现,而仅为生理性柱状上皮异位则无须处理。

2.宫颈息肉

行息肉摘除术,并送病理组织学检查。

3.宫颈肥大

若能排除引起宫颈肥大的其他原因,一般无须治疗。

第三节　外阴及阴道炎

外阴及阴道炎是妇科最常见的一种疾病,女性一生中各个时期均可发病。外阴阴道毗邻尿道、肛门、局部潮湿,易受尿液、粪便污染;生育期妇女性生活较频繁,同时外阴阴道为分娩、宫颈及宫腔操作的必经之路,易受损伤及外界致病菌感染;幼女及绝经后妇女雌激素水平低下,阴道上皮菲薄,局部抵抗力低,易受感染。

健康女性生殖道的解剖特点、生理生化特点及局部免疫系统,使阴道对病原体的入侵有自然防御功能。近年来的研究认为,阴道微生态系统与女性生殖系统正常生理功能的维持和各种炎症的发生、发展,以及治疗转归均直接相关。在生理情况下,阴道微生态系统处于生态平衡状态,当阴道的自然防御功能遭到破坏或机体免疫力下降时,阴道微生态系统平衡破坏,病原体易于侵入引起阴道炎。

外阴及阴道炎以白带的性状发生改变及外阴瘙痒为主要临床特点,性交痛也较常见,感染累及尿道时,可有尿痛、尿急、尿频等症状。

一、外阴急性蜂窝织炎

(一)病因

外阴急性蜂窝织炎是外阴皮下、筋膜下、肌间隙或深部疏松结缔组织的一种急性弥漫性炎症。致病菌以 A 族 B 型溶血性链球菌为主,其次为金黄色葡萄球菌及厌氧菌。炎症多由皮肤或软组织损伤,细菌入侵引起。少数也可由血行感染引起。

(二)临床表现

发病较急剧,常有畏寒、发热、头痛等前驱症状。急性外阴蜂窝织炎的特点是病变不易局限化,迅速扩散,与正常组织无明显界限。浅表的蜂窝织炎局部明显红肿、剧痛,并向四周扩大形成红斑,病变有时可出现水疱甚至坏疽。深部的蜂窝织炎局部红肿不明显,只有局部水肿和深部压痛,疼痛较轻,但病情较严重时有高热、寒战、头痛、全身乏力、白细胞计数升高,双侧腹股沟淋巴结肿大、压痛。

(三)治疗

1.全身治疗

早期采用头孢菌素类或青霉素类抗生素口服或静脉滴注,体温降至正常后仍需持续用药 2 周左右。如有过敏史者可使用红霉素类抗生素。

2.局部治疗

局部可采用热敷或中药外敷治疗,如不能控制应做广泛多处切开引流,切除坏死组织后伤口用 3% 过氧化氢溶液冲洗和湿敷。

二、前庭大腺炎

前庭大腺炎又称巴氏腺炎,是由多种细菌感染所致的前庭大腺炎症,生育期妇女多见。前庭大腺位于两侧大阴唇下 1/3 深部,其直径为 0.5~1.0 cm,它们的腺管长 1.5~2.0 cm,腺体开口位于小阴唇内侧近处女膜处。由于解剖位置的特殊性,在性交、分娩等情况下,病原体易侵入引起前庭大腺炎。

(一)病因

前庭大腺炎主要致病菌有金黄色葡萄球菌、大肠埃希菌、链球菌、肠球菌、淋病奈瑟菌及厌氧菌等,近年来,随着 STD 发病率增加,淋病奈瑟菌、沙眼衣原体所致前庭大腺炎有明显上升趋势。此病常为混合感染。

(二)临床表现

前庭大腺炎可分为 3 种类型:前庭大腺导管炎、前庭大腺脓肿和前庭大腺囊肿。炎症多为一侧。

1.前庭大腺导管炎

初期感染阶段多为导管炎,表现为局部红肿、疼痛及性交痛、行走不便,检查可见患侧前庭大腺开口处呈白色小点,有明显触痛。

2.前庭大腺脓肿

导管开口闭塞,脓性分泌物不能排出,细菌在腺体内大量繁殖,积聚于导管及腺体中,逐渐扩大形成前庭大腺脓肿。患侧外阴部肿胀,疼痛剧烈,偶伴有尿痛和行走困难。妇科检查患侧外阴部红肿热痛,可扪及肿块;当形成脓肿,肿块有波动感,触痛明显,多为单侧,直径为 3～6 cm,表面皮肤变薄,脓肿继续增大,可自行破溃,症状随之减轻;若破口小,脓液引流不畅,症状可反复发作。部分患者伴随发热等全身症状,白细胞计数增高,患侧腹股沟淋巴结肿大等。

3.前庭大腺囊肿

炎症急性后期,脓液被吸收,腺内液体被黏液代替,成为前庭大腺囊肿,治疗不彻底时囊肿可反复多次发作。在分娩过程中,会阴侧切将前庭大腺腺管切断,腺内液体无法排出,长期积累也可引起前庭大腺囊肿。初始囊性肿物小,多无症状,肿物增大导致外阴患侧肿大。妇科检查外阴患侧肿大,可扪及囊性肿物,与皮肤粘连,患侧小阴唇展平,阴道口挤向健侧,囊肿较大时有局部肿胀感及性交不适,合并细菌感染时易引起前庭大腺脓肿。

(三)诊断

大阴唇下 1/3 发生红肿、硬结,触痛明显,行走不便,应该考虑前庭大腺炎。一般为单侧,与外阴皮肤有粘连或无粘连,可用自其开口部挤压出的分泌物做病原微生物检查及抗生素的敏感试验。根据肿块的部位、外形、有无急性炎症等特点,一般都可确诊。必要时可行穿刺进行诊断,脓肿抽出来的是脓液,而囊肿抽出来的是浆液。

(四)治疗

1.前庭大腺炎早期

前庭大腺炎早期可以使用全身性抗生素治疗。由于近年来淋病奈瑟菌所致的前庭大腺炎有上升趋势,所以在用药前最好挤压尿道口,或者取宫颈管分泌物做细菌培养及药敏试验。在获得培养结果之前,可选择广谱抗生素。此外,使用局部热敷或理疗,促使炎症消退。同时应保持外阴局部清洁卫生。

一旦形成脓肿,应切开引流。手术时机以波动感明显为宜。一般在大阴唇内侧下方切开,切口不要过小,以便脓液全部排出,脓液排出后,可采用 0.1% 聚维酮碘液或 1:5 000 高锰酸钾溶液坐浴。

2.前庭大腺囊肿

前庭大腺囊肿可行囊肿造口术,方法简单、损伤小,切口选择在囊肿下方,使囊液全部流出,放置引流条以防造口粘连,同时采用 0.1% 聚维酮碘液或 1:5 000高锰酸钾溶液坐浴。

三、外阴溃疡

(一)病因

外阴溃疡常见于中青年妇女,按其病程可分为急性外阴溃疡与慢性外阴溃疡两种。溃疡可单独存在,也可多个融合成一个大溃疡。外阴溃疡多由外阴炎症引起,如非特异性外阴炎、单纯疱疹病毒感染、贝赫切特综合征、外阴结核、梅毒性淋巴肉芽肿,约有 1/3 外阴癌在早期表现为溃疡。

(二)临床表现

外阴溃疡可见于外阴各个部位,以小阴唇和大阴唇内侧为主,其次为前庭黏膜及阴道口周围。

1.急性外阴溃疡

(1)非特异性外阴炎:溃疡多发生于搔抓后,可伴有低热及乏力等症状,局部疼痛严重。溃疡部位表浅,数目较少,周围有明显炎症。

(2)疱疹病毒感染:起病急,接触单纯疱疹病毒传染源后一般有 2~7 天的潜伏期,之后出现发热等不适,伴有腹股沟淋巴结肿大和疱疹。溃疡大小不等,底部灰黄,周围边际稍隆起,并伴有高度充血及水肿。初起为多个疱疹,疱疹破溃后呈浅表的多发性溃疡,有剧痛,溃疡多累及小阴唇,尤其在内侧面。溃疡常在 1~2 周自然愈合,但易复发。

(3)贝赫切特综合征:急性外阴溃疡常见于贝赫切特综合征,因口腔、外阴及虹膜睫状体同时发生溃疡,故又称眼-口-生殖器三联综合征。其病因不明确,病变主要为小动静脉炎。溃疡可广泛发生于外阴各个部位,而以小阴唇内外侧及阴道前庭居多。起病急,常反复发作。临床上分为 3 型,可单独存在或混合发生,以坏疽型最严重。

坏疽型:多先有全身症状,如发热、乏力等。病变部位红肿明显,溃疡边缘不整齐,有穿掘现象,局部疼痛严重。溃疡表面附有大量脓液或污黄至灰黑色的坏死伪膜,除去后可见基底不平。病变发展迅速,可形成巨大蚕食性溃疡,造成小阴唇缺损,外表类似外阴癌,但边缘及基底柔软,无浸润。

下疳型:较常见。一般症状轻,病程缓慢。溃疡数目较多、部位较浅。溃疡周围红肿,边缘不整齐。常在数周愈合,但常在旧病灶愈合阶段,其附近又有新的溃疡出现。

粟粒型:溃疡如针头至米粒大小,数目多,痊愈快。自觉症状轻微。

2.慢性外阴溃疡

(1)外阴结核:罕见,好发于阴唇或前庭黏膜。病变发展缓慢,初起常为一局限性小结节,不久即溃破为边缘软薄而穿掘的浅溃疡。溃疡形状不规则,基底凹凸不平,覆以干酪样结构。病变无痛,但受尿液刺激或摩擦后可有剧痛。溃疡经久不愈,并可向周围扩展。

(2)外阴癌:在早期可表现为丘疹、结节或小溃疡。病灶多位于大小阴唇、阴蒂和后联合等处,伴或不伴有外阴白色病变。癌性溃疡与结核性溃疡肉眼难以鉴别,需做活组织检查进行确诊。

对急性外阴溃疡的患者应注意检查全身皮肤、眼、口腔黏膜等处有无病变。诊断时要明确溃疡的大小、数目、形状、基底情况,有时溃疡表面覆以一些分泌物,容易漏诊。故应认真查体,分泌物涂片培养、血清学检查或组织学病理有助于诊断。

(三)治疗

因病因往往不明确,故治疗上主要以对症治疗为主。

1.全身治疗

注意休息及营养,补充大量 B 族维生素、维生素 C;也可口服中药治疗。有继发感染时应考虑应用抗生素。

2.局部治疗

应用 0.1%聚维酮碘液或 1∶5 000 高锰酸钾溶液坐浴。局部用抗生素软膏涂抹。急性期可应用类固醇皮质激素缓解局部症状。注意保持外阴清洁、干燥,减少摩擦。

3.病因治疗

尽早明确病因,针对不同病因进行治疗。

四、外阴前庭炎综合征

外阴前庭炎综合征好发于性生活活跃的妇女,多数既往有反复细菌或尖锐湿疣感染史。其特征是患者主诉当阴道撑开时,发生插入疼痛、不适,触诊时局部有红斑,用棉签轻轻压迫处女膜环上的腺体开口或阴道后系带时有点状疼痛。性交时疼痛异常,甚至在性交后 24 小时内都感到外阴部灼热、疼痛,严重者根本不能有正常的性生活。一般而言,凡病变 3 个月之内者属急性;超过 3 个月者属慢性。

(一)病因

尚不清楚,可能为多因素的发病机制。

1.继发于炎症的神经病变

普遍的理论是外阴前庭炎综合征是一种涉及异常疼痛感知的神经性紊乱,可能与阴道前庭神经纤维致敏作用和维持疼痛回路的建立相关。

2.感染

生殖道感染史是外阴前庭炎综合征的一个危险因素。一项研究显示,在外阴前庭炎综合征病例中,80% 有复发性念珠菌病史。最近的研究发现外阴前庭炎综合征发生风险与细菌性阴道病、盆腔炎、滴虫和外阴发育不良相关。

3.物理因素

盆底肌功能障碍可能是外阴前庭炎综合征的一个因素。

4.饮食

基于尿中草酸盐排泄引起的烧灼感和尿道口瘙痒,饮食可作为一个辅助因素。

5.性心理功能障碍

多项研究显示,性心理因素有潜在致病作用。据文献研究表明,外阴前庭炎综合征妇女比健康妇女经历更大的心理困扰,性生活不满意。

(二)临床表现

严重性交疼痛,持续 1～24 小时,导致性交畏惧感。妇科检查外阴前庭部发红,压痛明显,疼痛可局限在前庭大腺或尿道旁腺开口处,多数累及整个前庭,甚至尿道口与阴蒂间亦有压痛。

(三)治疗

1.缓解症状

建议性交前 10～15 分钟,局部麻醉以缓解性交疼痛。

2.生物反馈

生物反馈是一种很好的保守首选治疗方法。治疗包括借助家庭程序生物反馈辅助,使用便携式设备,盆底肌肉康复锻炼等。

3.抗真菌及抗感染

主要针对原发性疾病进行抗感染治疗或抗真菌治疗,特异性外阴炎如白色念珠菌,应给予抗真菌药物治疗。

4.支持和多模式治疗

外阴前庭炎综合征综合治疗应该包括某些形式的支持治疗。最佳治疗必须解决性心理和生理方面的疾病。综合治疗包括物理治疗(生物反馈)、疼痛管理及心理支持,作为干预的主要形式。

5.前庭组织切除术

依据前庭组织切除术后疗效的文献综述表明,手术是一种有效的治疗方式,60%~90%的患者症状得到缓解。当其他治疗方式失败时,切除受累及前庭部分可缓解症状,但慢性顽固性病例仍存在。对这种复杂性疾病,需要更多的研究来阐明病因机制和制订有效的治疗方式。

五、外阴接触性皮炎

(一)病因

外阴接触性皮炎由外阴皮肤或黏膜直接接触刺激物或致敏物引起的炎性反应,分为刺激性接触性皮炎和过敏性接触性皮炎。如接触了较强的酸碱类消毒剂、阴道冲洗剂,以及一些染色衣物、劣质卫生巾或过敏性药物等,均可引发外阴部的炎症。

(二)临床表现

阴部接触一些刺激性物质后,接触部位可感到灼热感、疼痛、瘙痒,检查见局部出现皮肤潮红、皮疹、水疱,重者可发生坏死及溃疡,过敏性皮炎发生在接触过敏物质的部位。

(三)治疗

根据病史及临床表现诊断不难,须尽快除去病因,避免用劣质卫生巾及刺激性物质如肥皂,避免搔抓等。对过敏性皮炎症状严重者可口服开瑞坦、阿司咪唑或类固醇皮质激素,局部用生理盐水洗涤或用3%硼酸湿敷,其后擦炉甘石洗剂。如有继发感染可涂抹抗生素软膏如金霉素软膏或1%新霉素软膏等。

六、外阴结核

(一)病因

外阴结核在临床上非常少见,占 1%～2%,多数经血行传播而得,极少数由性接触感染而致。

(二)临床表现

外阴结核好发于阴唇或前庭黏膜,分为溃疡及增生两型。病变发展较为缓慢,初期常为局限性小结节,不久溃破成浅表溃疡,形状不规则,溃疡基底部被干酪样物质覆盖。病变可扩散至会阴、尿道及肛门,并使阴唇变形。外阴及阴道结核均不引起疼痛,但遭受摩擦或尿液刺激可发生剧痛。增生型外阴结核者外阴肥厚、肿大,似外阴象皮病,患者常主诉性交疼痛、小便困难。

(三)诊断

在身体其他部位有结核者,外阴部又发现经久不愈的慢性溃疡,应怀疑外阴结核。除根据病史及溃疡的特征外,主要靠分泌物涂片找结核杆菌或进行活组织检查。少数结核性外阴溃疡病例,身体其他部位并无结核病灶,则须与一般性外阴溃疡、梅毒性溃疡、软性下疳、疱疹、坏疽性脓皮病、结节病、性病性淋巴肉芽肿、黑热病、深部真菌、外阴癌等相鉴别。

(四)治疗

确诊后应立即进行全身及局部抗结核治疗及支持疗法,以增强抵抗力。局部应保持干燥、清洁,并注意防治混合感染。

七、外阴阴道假丝酵母病

因假丝酵母阴道炎多合并外阴炎,现称为外阴阴道假丝酵母病(vulvovaginal candidiasis,VVC)。据统计,约 75% 妇女一生中曾患过此病,其中 40%～50% 的妇女经历 2 次,有一小部分女性(6%～9%)遭受反复发作。

(一)病因

假丝酵母有许多种,外阴阴道假丝酵母病中 80%～90% 病原体为白假丝酵母,10%～20% 为光滑假丝酵母、近平滑假丝酵母、热带假丝酵母等,白假丝酵母为条件致病菌。

白假丝酵母呈卵圆形,由芽生孢子及细胞发芽伸长形成假菌丝,假菌丝与孢子相连形成分支或链状。白假丝酵母由酵母相转为菌丝相,从而具有致病性。

假丝酵母通常是一种腐败物寄生菌,可生活在正常人体的皮肤、黏膜、消化道或其他脏器中,经常在阴道中存在而无症状。白带增多的非孕妇女中,约30%有此菌在阴道内寄生,当阴道糖原增加、酸度升高时,或在机体抵抗力降低的情况下,便可成为致病的原因,长期应用广谱抗生素和肾上腺皮质激素,可使假丝酵母感染率增加。因为上述两种药物可引起机体内菌群失调,改变阴道内微生物之间的相互制约关系,导致抗感染能力下降。此外,维生素缺乏(复合维生素 B)、严重的传染性疾病和其他消耗性疾病均可成为假丝酵母繁殖的有利条件。妊娠期阴道上皮细胞糖原含量增加,阴道酸性增强,加之孕妇的肾糖阈降低,常有营养性糖尿,小便中糖含量升高而促进假丝酵母的生长繁殖。

(二)传染途径

因为 10%～20%的健康妇女阴道中就携带有假丝酵母,并且生活中有些特殊情况下可以诱发阴道假丝酵母感染,所以假丝酵母是一种条件致病菌。但很多时候也能够从外界感染而来。

(三)临床分类

VVC 分为单纯性 VVC 和复杂性 VVC。单纯性 VVC 是指发生于正常非孕宿主、散发的、由白假丝酵母引起的轻度 VVC。复杂性 VVC 包括复发性 VVC、重度 VVC 和妊娠 VVC、非白假丝酵母所致的 VVC 或宿主为未控制的糖尿病、免疫功能低下者。复发性 VVC 是指妇女患 VVC 经过治疗后临床症状和体征消失,真菌检查阴性后又出现症状,且经真菌学证实的 VVC 发作 1 年内有症状4 次或以上。复发原因不明,可能与宿主具有不良因素如妊娠、糖尿病、大剂量应用抗生素和免疫抑制剂,治疗不彻底,性伴侣未治疗或直肠假丝酵母感染等有关。

(四)临床表现

最常见的症状是白带增多,外阴及阴道内有烧灼感,伴有严重的瘙痒,甚至影响工作和睡眠。部分患者可伴有尿频、尿急、尿痛及性交痛等症状。典型患者妇科检查时可见白带呈豆腐渣样或凝乳状,白色稠厚,略带异味或白带夹有血丝,阴道黏膜充血、红肿,甚至形成溃疡。部分患者外阴因瘙痒或接触刺激性物质出现抓痕、外阴呈地图样红斑。约 10%患者携带有假丝酵母,而无自觉症状。

(五)诊断

典型病例诊断并不困难,根据病史、诱发因素、临床表现和实验室检查结果诊断较易。实验室取阴道分泌物涂片即可诊断。

1.悬滴法

取阴道分泌物置于玻璃片上,加 1 滴生理盐水或 10％氢氧化钾,显微镜下检查找到芽孢及真菌菌丝,阳性检出率 30％～60％。如阴道分泌物 pH>4.5,见大量白细胞,多为混合感染。

2.染色法

取阴道分泌物用革兰染色,阳性检出率达 80％。

3.培养法

取分泌物接种于培养基上,查出真菌可确诊,阳性率更高,但不常规应用。部分患者有典型的临床表现,而显微镜检查阴性或反复复发,如阴道分泌物 pH<4.5,未见大量白细胞、滴虫及线索细胞者,临床怀疑耐药菌株或非白假丝酵母感染时,采用培养法＋药敏,可明显提高诊断的准确性,同时指导进一步行敏感药物治疗。

(六)治疗

1.祛除诱因

仔细询问病史,了解存在的诱因并及时消除。如停用广谱抗生素、雌激素、口服避孕药等。不穿紧身化纤内裤,穿棉质内裤,确诊患者的毛巾、内裤等衣物要隔离洗涤,使用开水热烫,以避免传播。真菌培养阳性但无症状者无须治疗。

2.改变阴道 pH 值

真菌在 pH 5.5～6.5 环境下最适宜生长繁殖,因此可以改变阴道 pH 形成不适宜其生长的环境。使用碱性溶液擦洗阴道或坐浴,不推荐阴道内冲洗。

3.药物治疗

(1)咪唑类药物:①克霉唑,抗菌作用对白假丝酵母最敏感。普遍采用 500 mg克霉唑的乳酸配方单剂量阴道给药,使用方便、疗效好,且孕妇也可使用。单纯性 VVC 患者首选阴道用药,推荐使用单剂量 500 mg 给药。另有克霉唑阴道栓 100 mg/d,7 天为 1 个疗程或 200 mg/d,3 天为 1 个疗程。②咪康唑,阴道栓剂 200 mg/d,7 天为 1 个疗程或 400 mg/d,3 天 1 个疗程,治疗单纯性 VVC。尚有 1.2 g 阴道栓剂单次给药疗效与上述方案相近。亦有霜剂可用于外阴、尿道口,以减轻瘙痒及小便疼痛症状。③布康唑,阴道栓 5 g/d,3 天为 1 个疗程。体外抑菌试验表明对非白假丝酵母如光滑假丝酵母等,其抑菌作用比其他咪唑类强。④益康唑,抗菌谱广,对深部、浅部真菌均有效。50 mg 阴道栓 150 mg/d,3 天为 1 个疗程。其治疗时患者阴道烧灼感较明显。⑤酮康唑,口服广谱抗真菌药,200 mg 每天 1 次口服,5 天为 1 个疗程。疗效与克霉唑等阴道给药相近。⑥噻康唑,2%阴道软膏单次给药,使用方便、不良反应小、疗效显著。

(2)三唑类药物:①伊曲康唑,抗真菌谱广,餐后口服生物利用度最高,吸收快,口服后3～4小时血药浓度达峰值。单纯性VVC患者可200 mg每天2次治疗1天或200 mg每天1次口服治疗3天,药物治疗浓度可持续3天。对于复发性VVC患者,主张伊曲康唑胶囊口服治疗。②氟康唑是唯一获得FDA许可的治疗假丝酵母感染的口服药物。口服胶囊生物利用度高,在阴道组织、阴道分泌物中浓度可维持3天。对于单纯性VVC,氟康唑150 mg单剂量口服可获得满意治疗效果。无明显肝毒性,但需注意肾功能。③特康唑只限于局部应用治疗,0.4%霜剂,5 g/d阴道内给药7天;0.8%霜剂,5 g/d阴道内给药3天;栓剂80 mg/d阴道内给药3天。

(3)多烯类:制霉菌素每枚$10×10^4$ U,每天阴道用药1枚,连续14天治疗单纯性VVC。药物疗程长、使用频繁,患者往往顺应性差。

4.单纯性及重度VVC

(1)单纯性VVC:首选阴道用药,短期局部用药(单次用药和1～3天的治疗方案)可有效治疗单纯性VVC。局部用唑类药物比制霉菌素更有效,完成唑类药物治疗方案的患者中,80%～90%的患者症状缓解且阴道分泌物真菌培养结果阴性。不推荐性伴侣接受治疗。

(2)重度VVC:首选口服药物,症状严重者,局部应用低浓度糖皮质激素软膏或唑类霜剂。伊曲康唑:200 mg,口服,2次/天,共2天;氟康唑胶囊:150 mg,顿服,3天后重复1次。阴道用药:在治疗单纯性VVC方案基础上,延长疗程(局部使用唑类药物7～14天)。

(七)随访

对VVC患者在治疗结束后7～14天和下次月经后进行随访,2次阴道分泌物真菌学检查阴性为治愈。对复发性VVC患者在治疗结束后7～14天、1个月、3个月、6个月各随访1次。

(八)预防

对初次发生VVC者应彻底治疗;检查有无全身疾病如糖尿病等,及时发现并治疗;改善生活习惯如穿宽松、透气内裤,保持局部干燥及清洁;合理使用抗生素和激素类药物。可试使用含乳酸杆菌活菌的阴道栓调节阴道内菌群平衡。

八、滴虫性阴道炎

滴虫性阴道炎是由阴道毛滴虫引起的性传播疾病之一,常与其他性传播疾病同时存在,女性发病率为10%～25%。除了性交传播外,使用公共卫生用具、浴室、衣物等也可间接传染。

(一)病因

滴虫性阴道炎是由阴道毛滴虫引起的常见阴道炎。阴道毛滴虫适宜在温度25～40℃、pH 5.2～6.6的潮湿环境中生长,在pH 5以下或7.5以上的环境中生长受抑制。滴虫生活史简单,只有滋养体而无包囊期,滋养体生命力较强,能在3～5℃温度中生活21天,在46℃温度中生存20～60分钟,在半干燥环境中生存约10小时,在普通肥皂水中也能生存45～120分钟。月经前后阴道内pH发生变化,月经后接近中性,隐藏在腺体和阴道皱襞中的滴虫常得以繁殖而引起炎症发作。

(二)临床表现

25%～50%患者感染初期无症状,称为带虫者。潜伏期为几天到4周。当滴虫消耗阴道细胞内糖原、改变阴道酸碱度、破坏其防御机制,在月经前后易引起阴道炎。

主要症状为阴道分泌物增多,多为稀薄、泡沫状,滴虫可无氧酵解碳水化合物,产生腐臭气味,故白带多有臭味,分泌物可为脓性或草绿色;可同时合并外阴瘙痒或疼痛、性交痛等。如合并尿路感染可有尿急、尿频、尿痛及血尿等症状。阴道检查可见阴道黏膜、宫颈阴道部明显充血,甚至宫颈有出血斑点,形成"草莓样"宫颈。阴道毛滴虫能吞噬精子,并阻碍乳酸生成,影响精子在阴道内存活而导致不孕。

(三)诊断

根据病史、临床表现及分泌物观察可做出临床诊断。取阴道分泌物检查可确诊。取分泌物前24～48小时避免性交、阴道灌洗或局部用药;窥阴器不涂抹润滑剂;分泌物取出后应及时送检,冬天需注意保暖,以避免滴虫活动性下降后影响检查结果。

1.悬滴法

取温生理盐水1滴,滴于玻璃片上,在阴道后穹隆处取分泌物少许混于生理盐水玻片上,立即在低倍显微镜下观察寻找滴虫。镜下可见波状运动的滴虫和增多的白细胞。敏感性为 60%～70%。

2.涂片染色法

将分泌物涂在玻璃片上,待自然干燥后用不同染液染色,不仅能看见滴虫,还能看到并存的假丝酵母甚至癌细胞等。

3.培养法

对可疑患者,多次阴道分泌物镜下检查未检出滴虫者,可采用培养法。

(四)治疗

因滴虫阴道炎可同时合并尿道、尿道旁腺、前庭大腺滴虫感染,单纯局部用药不易彻底治愈,故需同时全身用药。

1.全身用药

甲硝唑或替硝唑 2 g 单次口服或甲硝唑 400 mg,每天 2 次,连服 7 天。口服药物的治愈率为 90%～95%。单次服药方便,但因剂量大,可出现不良反应如胃肠道反应、头痛、皮疹等。甲硝唑用药期间及停药 24 小时内、替硝唑用药期间及停药 72 小时内禁止饮酒,哺乳期用药不宜哺乳。治疗失败者可采用甲硝唑 2 g/d 口服,连服 3～5 天。

2.阴道局部用药

阴道局部药物治疗可较快缓解症状,但不易彻底消灭滴虫,停药后易复发。因滴虫适宜环境为 pH 5.2～6.6,阴道用药前先使用 1% 乳酸或 0.5% 醋酸等酸性洗液清洗阴道改变阴道内 pH,同时可减少阴道内恶臭分泌物,再使用甲硝唑栓(阴道泡腾片)或替硝唑栓(阴道泡腾片)200 mg,每天 1 次,7 天为 1 个疗程。

3.性伴侣的治疗

滴虫性阴道炎主要通过性交传播,故患者性伴侣多有滴虫感染,但可无症状,为避免双方重复感染,性伴侣应同时治疗。

4.滴虫性阴道炎

常在月经期后复发,可考虑下次月经干净后再巩固治疗 1 个疗程。治疗后应在每次月经干净后复查分泌物,经连续检查 3 次阴性后方为治愈。

5.顽固性滴虫性阴道炎

治疗后多次复查分泌物仍提示滴虫感染的顽固病例,可加大甲硝唑剂量及应用时间,1 g 口服,每天 2 次,同时阴道内放置 500 mg,每天 2 次,连续 7～14 天。部分滴虫对甲硝唑有耐药性,可选择康妇栓,每天 1 枚塞阴道,7～10 天为 1 个疗程;严重者每天早晚 1 次,7 天为 1 个疗程。

6.妊娠合并滴虫性阴道炎

曾认为甲硝唑在妊娠3个月内禁用,因动物实验甲硝唑可有致畸作用。但最近有国外研究显示人类妊娠期应用甲硝唑并未增加胎儿畸形率,妊娠期可应用。美国疾病预防控制中心推荐妊娠合并滴虫性阴道炎治疗为甲硝唑2 g顿服。国内有学者提出治疗方案首选甲硝唑200 mg,每天3次,共5～7天;甲硝唑400 mg,每天2次,共5～7天。治疗失败者:甲硝唑400 mg,每天3次,7天。性伴侣需同时治疗:甲硝唑或替硝唑2 g顿服。应用甲硝唑时需与孕妇及其家属详细说明,知情同意后再使用。

(五)预防

滴虫可通过性生活传播,且性伴侣多无症状。故应双方同时治疗,治疗期间禁止性生活。内衣裤、毛巾等应高温消毒或用消毒剂浸泡,避免重复感染。注意保持外阴清洁、干燥。注意消毒公共浴池、马桶、衣物等传播中介。

九、细菌性阴道病

细菌性阴道病(bacterial vaginosis,BV)是育龄期妇女异常阴道分泌物最常见原因,它是一种混合感染。

(一)病因

BV是由阴道内正常菌群失调所致。正常阴道内以产生过氧化氢的乳酸杆菌占优势,通过产生乳酸从而保持阴道内较低的pH,维持正常菌群平衡。当BV时,乳酸杆菌减少,而阴道加德纳菌与厌氧菌及人型支原体大量繁殖。阴道加德纳菌生活最适pH 6.0～6.5,温度35～37 ℃。该菌可引起BV,但多与其他厌氧菌共同致病。临床及病理特征无炎症改变及白细胞浸润。其发病可能与妇科手术、多次妊娠、频繁性生活及阴道灌洗使阴道内pH偏碱有关。口服避孕药有支持乳酸杆菌占优势的作用,对BV有一定防护作用。

(二)临床表现

本病多见于生育期妇女(15～44岁),10%～40%患者无临床症状,有症状者主要表现为阴道分泌物增多,有鱼腥臭味,尤其性交后加重,少数患者伴有轻度外阴瘙痒。分泌物呈鱼腥臭味,是由于厌氧菌大量繁殖的同时可产生胺类物质。检查见阴道黏膜无充血、红肿的炎症表现,分泌物特点为有恶臭味,灰白色、灰黄色,均匀一致,稀薄,易从阴道壁拭去。

BV常与滴虫性阴道炎、宫颈炎、盆腔炎同时发生。BV可引起盆腔炎、异位妊娠和不孕。孕期合并BV可引起胎膜早破、早产、绒毛膜羊膜炎、产褥感染及新生儿感染。

(三)诊断

下列 4 项中有 3 项阳性即可诊断为 BV。

(1)均质、稀薄、白色阴道分泌物,常黏附于阴道壁上。

(2)线索细胞阳性:取少许阴道分泌物于玻璃片上,加 1 滴生理盐水混合,高倍显微镜下观察见线索细胞,白细胞极少。线索细胞即阴道脱落的表层细胞于细胞边缘贴附颗粒状物,即各种厌氧菌,尤其是加德纳菌,细胞边缘不清。

(3)阴道分泌物 pH>4.5。

(4)胺臭味试验阳性:取少许阴道分泌物于玻璃片上,加 1 滴 10%氢氧化钾溶液,产生烂鱼肉样腥臭气味,是胺遇碱释放氨所致。

阴道分泌物性状取决于临床医师的分辨能力,因而特异性、敏感性不高。阴道 pH 是一个较敏感的指标,但正常妇女在性交后、月经期也可有阴道 pH 的升高,其特异性不高。胺试验的假阳性可发生在近期有性生活的妇女。线索细胞阳性是临床诊断标准中最具有敏感性和特异性的。BV 为正常菌群失调,细菌定性培养在诊断中意义不大。

(四)治疗

治疗原则:①无症状患者无须治疗;②性伴侣不必治疗;③妊娠期合并 BV 应积极治疗;④子宫内膜活检、宫腔镜、取放 IUD 术、子宫输卵管碘油造影、刮宫术等须行宫腔操作手术者术前发现 BV 应积极治疗。

1.硝基咪唑类抗生素

甲硝唑为首选药物。甲硝唑抑制厌氧菌生长,不影响乳酸杆菌生长,是较理想的治疗药物。甲硝唑 500 mg,每天 2 次,口服连续 7 天;或 400 mg,每天 3 次,口服连续 7 天。甲硝唑 2 g 顿服的治疗效果较差,目前不再推荐应用。甲硝唑栓 200 mg,每晚 1 次,连续 7～10 天。替硝唑 1 g,每天 1 次,口服连续 5 天;也可 2 g,每天 1 次,口服连续 2 天。

2.克林霉素

300 mg,每天 2 次,口服连续 7 天。治愈率约 97%,适用于妊娠期患者(尤其是孕早期)和对甲硝唑无法耐受、过敏或治疗失败者。另外可用含 2%克林霉素软膏阴道涂抹,每次 5 g 连续 7 天。

3.乳酸杆菌栓剂

阴道内用药补充乳酸杆菌,通过产生乳酸从而升高阴道内酸度,抑制加德纳菌及厌氧菌生长,使用后 BV 复发率较单纯应用甲硝唑治疗低,临床值得推广。

4.其他药物

氨苄西林具有较好杀灭加德纳菌等作用,但也有杀灭乳酸杆菌作用,治疗效果较甲硝唑差。

十、萎缩性阴道炎

萎缩性阴道炎是因体内雌激素水平下降,阴道黏膜萎缩、变薄,上皮细胞内糖原减少,阴道内 pH 增高,乳酸杆菌不再为优势菌,局部抵抗力下降,当受到刺激或被损伤时,其他致病菌入侵、繁殖引起炎症。

(一)病因

常见于绝经前后、药物或手术卵巢去势后妇女。常见病原体为需氧菌、厌氧菌二者的混合感染。

(二)临床表现

主要为外阴瘙痒、灼热不适伴阴道分泌物增多,阴道分泌物多稀薄呈水样,感染病原菌不同,也可呈泡沫样、脓性或血性。部分患者有下腹坠胀感,伴有尿急、尿频、尿痛等泌尿系统症状。部分患者仅有泌尿系统症状,曾以尿路感染治疗而效果不佳。

阴道检查可见阴道皱襞减少、消失,黏膜萎缩、变薄并有充血或点状出血,有时可见浅表溃疡。分泌物多呈水样,部分呈脓性有异味,如治疗不及时,阴道内溃疡面相互粘连,甚至阴道闭锁,分泌物引流不畅者可继发阴道或宫腔积脓。

(三)诊断

根据绝经、卵巢手术、药物性闭经或盆腔反射治疗病史及临床表现诊断不难,应取阴道分泌物检查以排除滴虫、假丝酵母阴道炎。妇科检查见阴道黏膜红肿、溃疡形成或血性分泌物,但必须排除子宫恶性肿瘤、阴道癌等,常规行宫颈细胞学检查,必要时行活检或行分段诊刮术。

(四)治疗

原则上为抑制细菌生长,应用雌激素,增强阴道抵抗力。

1.保持外阴清洁、干燥

分泌物多时可用 1%乳酸冲洗阴道。

2.雌激素制剂全身给药

补佳乐每天 0.5~1.0 mg 口服,每 1~2 个月用地屈孕酮 10 mg 持续 10 天;克龄蒙每天 1 片(含戊酸雌二醇 2 mg,醋酸环丙孕酮 1 mg);诺更宁(含雌二醇 2 mg,

醋酸炔诺酮 1 mg)每天 1 片。如有乳腺癌及子宫内膜癌者慎用雌激素制剂。

3.雌激素制剂阴道局部给药

0.5％己烯雌酚软膏或倍美力阴道软膏局部涂抹 0.5 g,每天 1～2 次,连用 7 天。

4.抑制细菌生长

阴道局部给予抗生素如甲硝唑 200 mg 或诺氟沙星 100 mg,每天 1 次,连续 7～10 天。

5.注意营养

给予高蛋白食物,增加 B 族维生素及维生素 A,有助于阴道炎的消退。

十一、婴幼儿阴道炎

婴幼儿阴道炎多见于 1～5 岁幼女,多合并外阴炎。

(一)病因

因婴幼儿卵巢未发育,外阴发育差,阴道细长,阴道上皮内糖原少,阴道内 pH 6.0～7.5,抵抗力差,阴道自然防御功能尚未形成,容易受到其他细菌感染。另外,卫生习惯差、年龄较大者可因阴道内误放异物而继发感染。常见病原菌有大肠埃希菌、金黄色葡萄球菌、链球菌等。

(二)临床表现

主要症状为阴道内分泌物增多,呈脓性,有异味。临床上多为母亲发现婴幼儿内裤有脓性分泌物而就诊。分泌物刺激可致外阴瘙痒,患儿多有哭闹、烦躁不安、用手搔抓外阴。检查可见外阴充血、水肿或破溃,有时可见脓性分泌物自阴道内流出。

(三)诊断

根据病史及临床表现诊断不难,同时需询问其母亲有无阴道炎病史。取阴道分泌物做细菌学检查或病菌培养。怀疑阴道内有异物、肿瘤和/或不能耐受检查,可以在麻醉下进行。在反复和持续性的阴道炎情况下,应考虑到异物存在,可使用 3 mm 宫腔镜检查阴道。

(四)治疗

治疗原则:①便后清洗外阴,保持外阴清洁、干燥,减少摩擦;②针对病原体选择相应口服抗生素治疗,必要时使用吸管吸取抗生素溶液滴入阴道内;③对症处理,如有蛲虫者给予驱虫治疗;阴道内异物者,应及时取出;小阴唇粘连者外涂雌激素软膏后多可松解,严重者应分离粘连后外用抗生素软膏。

第三章

女性生殖系统内分泌疾病

第一节 闭 经

一、概述

闭经是指月经停止。妊娠、哺乳和绝经期的闭经是生理性闭经。由其他原因造成的超过预期初潮年龄或月经停止为病理性闭经。

按生殖轴病变和功能失调的部位分为下丘脑性闭经、垂体性闭经、卵巢性闭经、子宫性闭经和下生殖道发育异常性闭经。按既往有无月经来潮分为原发性闭经和继发性闭经。

(一)原发性闭经

原发性闭经指超过 14 岁仍没有月经,也没有第二性征发育(如乳房初发育和阴毛初现),或虽有第二性征发育,但 16 岁仍无月经来潮。

(二)继发性闭经

继发性闭经指在自然月经后,3 个月或 6 个月经周期无月经来潮。

二、病因及临床表现

正常月经的建立和维持,有赖于下丘脑-垂体-卵巢轴的神经内分泌调节、靶器官子宫内膜对性激素的周期性反应和下生殖道的通畅,其中任何一个环节发生障碍均可导致闭经。

(一)原发性闭经

较少见,多为遗传原因和先天性发育缺陷引起,部分患者伴有生殖道异常。

根据第二性征发育情况,分为第二性征存在和第二性征缺乏两类。

1.第二性征存在的原发性闭经

(1)米勒管发育不全综合征:由副中肾管发育障碍引起的先天畸形。染色体核型正常,为46,XX,促性腺激素正常,有排卵,外生殖器、输卵管、卵巢及女性第二性征正常。表现为始基子宫或无子宫、无阴道。

(2)雄激素不敏感综合征:为男性假两性畸形,染色体核型为46,XY,但X染色体上的雄激素受体基因缺陷。性腺为睾丸,位于腹腔内或腹股沟。因为靶细胞睾酮受体缺陷,雄激素不能发挥生物学效应;而睾酮可转化为雌激素起作用,故表型为女型,但性征发育不佳,阴道为盲端,较短浅,子宫及输卵管缺如。

(3)对抗性卵巢综合征:内源性促性腺激素升高,卵巢对外源性促性腺激素不敏感,临床表现为原发性闭经,女性第二性征存在。

(4)生殖道闭锁:生殖道闭锁引起的横向阻断,如阴道闭锁、阴道横隔、无孔处女膜等。

(5)真两性畸形:非常少见,染色体核型异常,体内同时存在卵巢和睾丸组织,女性第二性征存在。

2.第二性征缺乏的原发性闭经

(1)低促性腺激素性腺功能减退:因下丘脑分泌促性腺激素释放激素不足或垂体分泌促性腺激素不足而致原发性闭经。最常见为体质性青春发育延迟。其次为嗅觉缺失综合征,为下丘脑促性腺激素释放激素先天性分泌缺乏,同时伴有嗅觉丧失或减退。临床表现为原发性闭经,女性第二性征缺如,但女性内生殖器分化正常。

(2)高促性腺激素性腺功能减退:原发于性腺衰竭所致的性激素分泌减少可引起反馈性LH、FSH升高,常合并生殖道异常。①特纳综合征:属于性腺先天性发育不全。为含X的性染色体异常。表现为原发性闭经,卵巢不发育,身材矮小,第二性征发育不良,常有蹼颈、后发际低、肘外翻等临床特征。②46,XX单纯性腺发育不良:体格发育无异常,卵巢发育差,女性性征发育差,但外生殖器为女性特征。③46,XY单纯性腺发育不全:主要表现为条索状性腺和原发性闭经。具有女性生殖系统,但第二性征发育不良。

(二)继发性闭经

发生率明显高于原发性闭经。根据控制正常月经周期的5个主要环节,分为下丘脑性、垂体性、卵巢性、子宫性和下生殖道异常性闭经。

1.下丘脑性闭经

下丘脑性闭经指中枢神经系统及下丘脑各种功能和器质性疾病引起的闭经,以功能性原因为主。此类闭经的特点是下丘脑合成和分泌促性腺激素释放激素缺陷或下降导致垂体促性腺激素,即 FSH、LH 的分泌功能低下,故属于低促性腺激素性闭经。

(1)精神应激:突然或长期精神压抑、紧张、忧虑、环境改变、过度劳累、情感变化、寒冷等,均可能引起神经内分泌障碍而导致闭经。

(2)体重下降和神经性厌食:因过度节食,导致体重急剧下降,导致下丘脑和垂体的多种激素分泌降低,进而引起闭经。

(3)运动性闭经:长期的剧烈运动或某些舞蹈训练,导致体内脂肪明显减少和营养不良引起瘦素水平下降,进而抑制生殖轴功能。

(4)药物性闭经:长期应用甾体类避孕药及某些药物,如吩噻嗪衍生物(奋乃静、氯丙嗪)、利血平等,可引起继发性闭经。药物性闭经通常是可逆的,停药3~6个月月经多能自然恢复。

(5)颅咽管瘤:瘤体增大可压迫下丘脑和垂体,引起闭经、生殖器萎缩、颅内压增高等症状。

2.垂体性闭经

腺垂体器质性病变或功能失调,均可影响促性腺激素分泌,继而影响卵巢功能引起闭经。

(1)垂体梗死:常见的为希恩综合征。由于产后大出血休克,导致垂体促性腺激素细胞缺血坏死,引起腺垂体功能低下而出现一系列症状,如闭经、无泌乳、性欲减退,肾上腺、甲状腺功能减退等。

(2)垂体肿瘤:位于蝶鞍内的腺垂体各种腺细胞均可发生肿瘤,肿瘤分泌激素抑制促性腺激素释放激素分泌和/或压迫分泌细胞,使促性腺激素分泌减少而导致闭经。最常见的是分泌催乳素(prolactin,PRL)的腺瘤引起的闭经,即闭经溢乳综合征。

(3)空蝶鞍综合征:蝶鞍因先天性发育不良、肿瘤或手术破坏,脑脊液流入垂体窝,垂体受压缩小,出现闭经及相应症状。

3.卵巢性闭经

卵巢分泌的性激素水平低下,子宫内膜不发生周期性变化而导致闭经。这类闭经促性腺激素升高,属高促性腺素性闭经。

(1)卵巢早衰:40 岁前,由于卵巢内卵泡耗竭或医源性损伤发生卵巢功能衰竭,以雌激素和高促性腺激素为特征,表现为继发性闭经,常伴围绝经期症状。

(2)卵巢功能性肿瘤:分泌性激素的卵巢性索间质肿瘤可抑制性腺轴而引起闭经。

(3)多囊卵巢综合征:以长期无排卵及高雄激素血症为特征。临床表现为闭经、不孕、多毛和肥胖。

4.子宫性闭经

继发性子宫性闭经的病因包括感染、创伤导致宫腔粘连引起的闭经。月经调节功能和第二性征发育正常。

(1)子宫腔粘连综合征:为子宫性闭经最常见原因。各种宫腔内操作损伤子宫内膜和/或宫内感染均可造成闭经。子宫颈手术后或仅子宫颈粘连时,可有月经产生而不能流出。

(2)手术切除子宫或放射治疗破坏子宫内膜也可引起闭经。

5.其他

其他内分泌器官,如甲状腺、肾上腺、胰腺等功能紊乱也可引起闭经。

三、诊断

需要先寻找闭经原因,确定病变部位,然后再明确是何种疾病引起。

(一)病史

病史包括月经史、婚育史、子宫手术史及发病的可能起因和伴随症状,如环境变化、精神心理创伤、情感应激、过强运动、营养状况及有无头痛、溢乳等。对原发性闭经者应了解青春期生长和发育进程。

(二)体格检查

体格检查包括身高、体重,第二性征发育情况,有无发育畸形,有无甲状腺肿大,有无溢乳,皮肤色泽及毛发分布。

(三)妇科检查

内、外生殖器发育情况及有无畸形。

(四)实验室辅助检查

有性生活史的妇女出现闭经,必须首先除外妊娠。

(1)评估雌激素水平以确定闭经程度。①孕激素试验:孕激素撤退后有出血说明体内有一定内源性雌激素水平;停药后无出血可能存在两种情况:一是内源性雌激素水平低下,另一种情况是子宫性闭经。具体孕激素试验方法:黄体酮

20 mg/d,肌内注射,3～5 天;或醋酸甲羟孕酮 10 mg/d,口服,8～10 天;或地屈孕酮 10～20 mg/d,口服,10 天;或微粒化黄体酮 200 mg/d,口服 10 天。②雌、孕激素试验:服用戊酸雌二醇 2～4 mg/d,或结合雌激素 0.625～1.250 mg/d,20～30 天后加用孕激素(以上任一种孕激素)。停药后如有撤退性出血,则排除子宫性闭经,停药后无撤退性出血可确定子宫性闭经。

(2)激素水平测定:近期未使用性激素或停用雌、孕激素类药物至少两周后测 FSH、LH、PRL、TSH 等激素水平,以协助诊断。

(3)染色体检查:高促性腺激素性闭经及性分化异常者应行染色体检查。

(4)其他辅助检查。①超声检查:了解盆腔内有无占位性病变、子宫大小、内膜厚度、卵巢大小及有无肿瘤等。②基础体温测定:了解卵巢排卵功能。③宫腔镜检查:排除宫腔粘连等。④影像学检查:考虑颅内病变可行头部 MRI 或 CT 检查;有明显男性化体征者,还应进行卵巢和肾上腺超声或 MRI 检查,以排除肿瘤。

四、治疗

根据病因的综合治疗。

(一)生活指导

针对精神应激、低体重、节制饮食或过度运动等给予必要指导,进行相应调整。

(二)内分泌药物治疗

1.激素水平异常者给予激素进行调节

催乳素过高可给予溴隐亭,2.5～7.5 mg/d;甲状腺功能低下可补充甲状腺素,定期监测激素水平。

2.雌、孕激素治疗

根据患者体内雌激素水平及生育要求,可选用雌、孕激素人周期替代治疗、孕激素后半期治疗或短效口服避孕药。雌激素可以选用戊酸雌二醇(1～2 mg/d)、结合雌激素(0.625～1.250 mg/d)等;孕激素可以选择地屈孕酮(10～20 mg/d)、微粒化黄体酮(200 mg/d)或醋酸甲羟孕酮(10 mg/d)等;短效口服避孕药可选择去氧孕烯炔雌醇、复方孕二烯酮片或炔雌醇环丙孕酮等。人工周期替代治疗还可以选用戊酸雌二醇/雌二醇环丙孕酮,或雌二醇/雌二醇地屈孕酮等雌、孕激素复合制剂。

3.促排卵

对有生育要求者,可用氯米芬或尿促性素诱发排卵,必要时采用辅助生育技术治疗。

(1)氯米芬。用法:自然或人工诱发月经周期的第3~5天起,50~150 mg/d(可根据患者体重及以往治疗反应决定),共5天。如能应用B超监测卵泡发育,则更能确定是否排卵及卵泡发育情况。卵泡直径达18~20 mm时,可肌内注射HCG 5 000~10 000 U,以诱发排卵。

(2)尿促性素。常规用法:自然月经来潮或黄体酮撤退出血第2~3天,每天肌内注射尿促性素1支,根据B超监测卵泡发育情况增减用量,优势卵泡直径达18 mm时,肌内注射HCG 5 000~10 000 U,以诱发排卵,排卵后应用黄体酮支持治疗。若有3个卵泡同时发育,应停用HCG,以避免卵巢过度刺激综合征发生。

(三)手术治疗

针对器质性病变,采用相应的手术治疗。

(1)生殖道畸形:经血引流阻塞部位行切开术,并通过手术矫正(成形术)建立通道。

(2)子宫粘连:可在宫腔镜直视下机械性(剪刀)或用能量器械分离子宫内粘连,子宫腔内留置球囊或节育器,术后给予大剂量雌激素,连用2~3个周期。

(3)肿瘤:卵巢肿瘤一经诊断应手术切除。颅内肿瘤应根据肿瘤大小、性质及是否有压迫症状决定是否采用手术治疗。含Y染色体的患者性腺易发生肿瘤,应行性腺切除术。

五、转诊时机

因辅助生育技术需要专业的设备和技术人员,所以如果促排卵无法自然受孕,应转诊至有技术资质的单位行辅助生育治疗;对于促排卵过程中发生的较重的卵巢过度刺激综合征的患者,也应及时转至上级医院诊治,以免因救治不力而产生严重并发症。

对于一些特殊检查项目或较复杂的生殖道畸形矫正手术,应转至有相应诊疗条件的上级医院进行治疗。

六、注意事项

(1)对于苗勒管结构缺失、有Y染色体、卵巢早衰患者心理咨询是非常重要的。

（2）对青春期性幼稚患者，在身高未达到预期高度时，雌激素治疗应从小剂量开始，如戊酸雌二醇 0.5 mg/d、结合雌激素 0.3 mg/d，在身高达到预期高度后再增加剂量。

（3）对于医源性闭经[子宫和/或双侧卵巢切除，或因恶性肿瘤放射治疗、化学治疗后]，可根据卵巢功能和有无禁忌证进行相应的激素补充。

（4）下丘脑性闭经和卵巢早衰等低雌激素闭经应就雌/孕激素治疗和口服避孕药的利弊进行咨询。激素治疗的利弊与绝经后妇女不同。推荐补充钙和维生素 D 预防骨质疏松。

（5）下丘脑功能性闭经在疏导压力、减少运动强度、增重、厌食行为治疗或疾病痊愈后可缓解。和厌食相关者常需要给予多种医学评估和有效的心理治疗。

（6）多囊卵巢综合征的治疗包括高雄激素血症所致多毛症和远期并发症（子宫内膜增生、肥胖和代谢异常）。常用口服避孕药，可减少卵巢分泌雄激素，预防子宫内膜增生，减少子宫异常出血。

第二节　多囊卵巢综合征

一、概述

多囊卵巢综合征（polycystic ovary syndrome，PCOS）是一种常见的女性内分泌及代谢异常的慢性病，其发病机制复杂，临床表现高度异质性。PCOS 不仅影响女性生殖健康，还易并发糖尿病、代谢综合征、子宫内膜癌和心血管疾病。多囊卵巢综合征在青春期及育龄期妇女中发生率为 5%～10%。

二、临床表现

PCOS 常发病于青春期、生育期，以无排卵、不孕、肥胖、多毛等典型临床表现为主；中老年则出现因长期的代谢障碍导致的高血压、糖尿病、心血管疾病等。因此，未得到恰当处理的 PCOS 可影响患者的一生。

（1）月经失调：主要表现为月经稀发、经量少或闭经。少数患者表现为月经过多或不规则出血。

（2）不孕：PCOS 患者由于持续的无排卵状态，导致不孕。即使妊娠也易发生流产。

(3)高雄激素表现:PCOS女性呈现不同程度的多毛、痤疮、皮肤粗糙、毛孔粗大。

(4)代谢异常表现:肥胖(中心性肥胖)、黑棘皮病等。

(5)B超检查可见一侧或双侧卵巢有直径 2~9 mm 的卵泡,数目≥12 个,和/或卵巢体积≥10 mL。

(6)内分泌改变。①雄激素水平高:血清水平升高,少数患者脱氢表雄酮和硫酸脱氢表雄酮升高,性激素结合球蛋白水平降低。②促性腺激素变化:LH 水平升高,且较恒定地维持在正常妇女月经周期中卵泡期上下水平,而 FSH 则相当于早卵泡期水平,因此 LH/FSH 比值多升高。③胰岛素抵抗及高胰岛素血症:50%~60%PCOS患者呈现高胰岛素分泌和胰岛素抵抗,有发展为糖耐量受损和 2 型糖尿病的危险。④血清催乳素(prolactin,PRL)水平升高:10%~15%PCOS 患者表现为轻度的高催乳素血症,明显的高催乳素血症或催乳素瘤是PCOS的诊断指标之一。

(7)远期并发症。①肿瘤:持续的、无周期性的、相对偏高的雌激素水平和升高的雌酮与雌酮/雌二醇比值,又无孕激素拮抗,可增加子宫内膜癌和乳腺癌发病率。②心血管疾病:血脂代谢紊乱易引起动脉粥样硬化,从而导致冠心病、高血压等。③糖尿病:胰岛素抵抗和高胰岛素血症、肥胖,易发展为隐性糖尿病或糖尿病。

三、诊断要点

(一)诊断标准

中华医学会妇产科分会推荐采用 2003 年欧洲人类生殖和胚胎与美国生殖医学学会的鹿特丹专家会议推荐的标准。

(1)稀发排卵或无排卵:临床表现为闭经、月经稀发、初潮 2~3 年不能建立规律月经,以及基础体温呈现单相。有时,月经规律者却并非有排卵性月经。

(2)高雄激素的临床表现和/或高雄激素血症:临床表现有痤疮、多毛。高雄激素血症者血清总睾酮、游离睾酮指数或游离睾酮高于检测单位实验室参考正常值。

(3)卵巢多囊性改变:B超检查可见一侧或双侧卵巢有直径 2~9 mm 的卵泡,数目≥12 个,和/或卵巢体积≥10 cm³。

符合上述 3 项中任何 2 项者,除外高雄激素血症的其他原因即可诊断 PCOS。

(二)辅助检查

若怀疑 PCOS 时,可采用以下辅助检查,以便正确诊断、恰当治疗(表 3-1)。

表 3-1　PCOS 的检验项目

诊断项目	游离睾酮,LH
	睾酮,游离睾酮,硫酸脱氢表雄酮,性激素结合球蛋白
鉴别诊断项目	PRL,17-羟孕酮,促甲状腺激素
	皮质醇
并发症检测项目	血脂
	空腹血糖,糖负荷后两小时血糖

1.体格检查

测定血压,确定体质指数(body mass index,BMI)、腰围,了解有无高血压和肥胖,确定肥胖类型。

2.实验室测定

了解是否存在生化高雄激素血症、代谢综合征及下丘脑性闭经。

(1)总睾酮、生物活性睾酮或游离睾酮、性激素结合球蛋白测定:PCOS 患者血清睾酮、双氢睾酮、雄烯二酮水平升高,性激素结合球蛋白水平下降,部分患者表现为血清总睾酮水平不高但血清游离睾酮升高。由肾上腺产生的脱氢表雄酮或硫酸脱氢表雄酮正常或轻度升高。

(2)TSH、PRL 测定以排除甲状腺功能异常和高催乳素血症引起的排卵障碍;17-羟孕酮测定以排除先天性肾上腺皮质增生症引起的高雄激素血症。

(3)2 小时口服葡萄糖耐量试验:糖尿病及糖尿病前期的诊断标准见表 3-2。

表 3-2　糖尿病及糖尿病前期的诊断标准

糖代谢状态分类		空腹血糖(mmol/L)	OGTT2 小时血糖(mmol/L)
正常血糖		<6.1	<7.8
糖尿病前期	空腹血糖受损	≥6.1,<7.0	<7.8
	糖耐量异常	<7.0	≥7.8,<11.1
糖尿病		≥7.0	≥11.1

注:OGTT 为口服葡萄糖耐量试验。

(4)空腹血脂、脂蛋白测定正常者:高密度脂蛋白>50 mg,甘油三酯<150 mg。

根据患者情况,可选择以下测定:①促性腺激素测定,FSH、LH 升高,

LH/FSH≥2；②空腹胰岛素水平或胰岛素释放试验。

3.B超检查

卵巢多囊性改变为一侧或双侧卵巢中见≥12个2～9 mm直径的卵泡，卵巢>10 cm³。一侧卵巢见上述改变也可诊断。阴道超声检查较为准确，无性生活史的患者应行经直肠超声检查。宜选择在卵泡早期（月经规律者）或无优势卵泡状态下做超声检查。卵巢体积计算（cm³）：0.5×长（cm）×宽（cm）×厚（cm）；卵泡数目测定应包括横面与纵面扫描；若卵泡直径<10 mm，则可取卵泡横径与纵径的平均数。

(三)鉴别诊断

(1)产生雄激素的卵巢肿瘤：如门细胞瘤、支持-间质细胞瘤，可行B超、CT检查协助诊断。

(2)先天性肾上腺皮质增生症：可引起17α-羟孕酮和雄激素水平增高。

(3)库欣综合征：实验室检查发现血浆皮质醇正常的昼夜节律消失，尿游离皮质醇增高，过夜小剂量地塞米松抑制试验是筛查本病的简单方法。

(4)高催乳素血症。

(5)甲状腺功能异常：可检测血清TSH以鉴别本病。

四、治疗

PCOS的治疗主要为调整月经周期、治疗高雄激素与胰岛素抵抗，以及有生育要求者的促排卵治疗。其次，无论有生育要求与否，均应进行生活方式调整，戒烟、戒酒及锻炼。

(一)调整月经周期

可采用口服避孕药和孕激素后半周期疗法，有助于调整月经周期、纠正高雄激素血症、改善高雄激素血症的临床表现。其周期性撤退性出血可改善子宫内膜状态，预防子宫内膜癌的发生。

(1)口服避孕药作用及注意点：口服避孕药可很好地控制周期，尤其适用于有避孕需求的生育期患者。应注意口服避孕药潜在风险，不宜用于有血栓性疾病、心脑血管疾病高危因素及40岁以上吸烟的女性。PCOS患者常有血糖、血脂代谢紊乱，用药期间应监测血糖、血脂变化。青春期女孩应用口服避孕药前，应做好充分的知情同意。

(2)孕激素后半周期疗法：适用于无严重高雄激素症状和代谢紊乱的患者。于月经周期后半期（月经第16～25天）口服地屈孕酮片10 mg/d，每天2次，共

10 天,或微粒化黄体酮 200～300 mg/d,5～7 天,或醋酸甲羟孕酮 10 mg/d,连用 10 天,或肌内注射黄体酮 20 mg/d,共 5 天。

(二)多毛、痤疮及高雄激素治疗

可采用短效口服避孕药,首选复方醋酸环丙孕酮。

(三)胰岛素抵抗的治疗

该治疗方法适用于肥胖或有胰岛素抵抗的患者,可采用二甲双胍治疗,用 法:500 mg,每天 2 次或 3 次。当患者并发糖尿病前期或糖尿病时,建议转诊至 内分泌专科诊治。

(四)促排卵治疗

促排卵治疗适用于有生育要求患者。首选氯米芬治疗。若无效,可采用促 性腺激素、腹腔镜下卵巢打孔术及体外受精-胚胎移植。在需要辅助生育治疗的 情况下,应该转诊给具备辅助生殖技术的医疗单位诊治。

(1)氯米芬。用法:自然或人工诱发月经周期的第 5 天起,50～150 mg/d(可 根据患者体重及以往治疗反应决定),共 5 天。如能应用 B 超监测卵泡发育,则 更能确定是否排卵及卵泡发育情况。卵泡直径达 18～20 mm 时,可肌内注射 HCG 5 000～10 000 U,以诱发排卵。

(2)促性腺激素:使用促性腺激素需要具备监测排卵的设施及技术,如必要, 建议转诊至上级医院诊治。用法如下。尿促性素:自然月经来潮或黄体酮撤退 出血第 5 天,每天肌内注射尿促性素 1 支,根据 B 超监测卵泡发育情况增减用 量,优势卵泡直径达 18～20 mm 时,肌内注射 HCG 5 000～10 000 U,以诱发排 卵。若有 3 个卵泡同时发育,应停用 HCG,以避免卵巢过度刺激综合征发生。 尿促性素也可和氯米芬联合应用,以促卵泡发育。

(3)腹腔镜下卵巢打孔术:主要适用于 BMI≤34,LH>10 mU/mL,游离睾 酮高者,以及氯米芬和常规促排卵治疗无效的患者。现多采用激光或单极电 凝将卵泡气化和电凝。其主要并发症为盆腔粘连,偶有卵巢萎缩。应慎重 选择。

(五)体外受精-胚胎移植

难治性 PCOS 患者(应用促排卵治疗 6 个周期无排卵者或有排卵,但未妊娠 者)可采用体外受精-胚胎移植方法助孕。

五、转诊时机

(一)PCOS 患者

早期由于月经和生育的问题,大多就诊于妇产科和生殖科,但其并发症及需鉴别的疾病涉及多个学科(内分泌科、心血管科、皮肤科、肿瘤科等),各个专科对PCOS 的认知容易受专业视野的局限而未能提供"一体化"的诊治。及早诊治并发症及长期的"一体化"管理常常需要多学科的协作或需要具备多学科学识及诊治能力。当鉴别诊断困难或有并发症时,建议及时转诊。

(二)卵巢过度刺激综合征患者

促排卵时易出现卵巢过度刺激综合征,使用促排卵药物需注意从小剂量开始,并具备检测排卵的医疗条件,一旦发生卵巢过度刺激综合征,应转诊患者到有条件诊治的上级医院。

六、注意事项

(1)由于 PCOS 对患者的终身影响,长期管理需要提高患者的依从性。要对患者进行充分的教育和咨询。

(2)对青春期患者,需要为患者和家长提供长期治疗的咨询。

(3)对高雄激素血症未能做准确的鉴别诊断时,应转诊患者到有条件的医院进行专科检查,排除引起高雄激素血症的其他疾病,如先天性肾上腺皮质增生症、产生过多雄激素的肿瘤等疾病,才可确诊为 PCOS。

(4)PCOS 的排卵障碍造成长期缺乏孕激素的作用,使患者成为子宫内膜癌的高危患者。尤其对继发闭经的患者,应注意其内膜厚度,必要时做相应检查以排除子宫内膜癌。

(5)PCOS 出现代谢异常时(如血糖代谢异常、高血脂、高血压等),应与内科医师一同诊治。

第三节　绝经综合征

一、概述

绝经综合征指伴随卵巢功能下降乃至衰竭而出现的影响绝经相关健康的一

组综合征。绝经指永久性无月经状态。绝经分为自然绝经和人工绝经,自然绝经指卵巢内卵泡生理性耗竭所致的绝经;人工绝经指双侧卵巢经手术切除或放射线照射等所致的绝经。人工绝经更易发生绝经综合征。

绝经前后最明显变化是卵巢功能衰退,随后表现为下丘脑-垂体功能退化。卵巢功能衰退的最早征象是卵泡对 FSH 敏感性降低,FSH 水平升高。绝经过度早期雌激素水平并无明显下降,只有在卵泡完全停止生长发育后,雌激素水平才迅速下降。

二、临床表现

(一)月经改变

最早出现的临床症状。

(1)月经周期缩短、经量减少、绝经。

(2)月经周期和经期延长,经量增多,大出血或淋漓不尽,之后逐渐减少而停止。

(3)月经突然停止。

(二)血管舒缩症状

潮热、出汗,为血管舒缩功能不稳定所致,是绝经综合征最突出的特征性症状之一。该症状可持续 1～2 年,有时长达 5 年或更长。潮热严重时可影响妇女的工作、生活和睡眠,是围绝经期女性需要性激素治疗的主要原因。

(三)自主神经功能障碍症状

心悸、眩晕、头痛、失眠、耳鸣等。

(四)精神神经症状

常表现为注意力不集中、情绪波动大、激动易怒或情绪低落、不能自我控制等症状。记忆力减退也较常见。

(五)泌尿生殖道症状

泌尿生殖道萎缩症状,外阴瘙痒,阴道干燥疼痛,性交困难,反复阴道或尿路感染等。

(六)代谢异常和心血管疾病

血压升高或血压波动,心悸,体重明显增加,糖脂代谢异常增加,冠心病发生率及心肌梗死死亡率随年龄而增加。

(七)骨质疏松

绝经后 9～13 年约 1/4 妇女有骨质疏松。

三、诊断要点

(一)病史

月经改变、血管舒缩症状、精神神经症状、泌尿生殖道等症状,月经史,绝经年龄,是否切除子宫或卵巢。

(二)体格检查

全身及妇科检查,除外生殖道器质性病变。

(三)辅助检查

(1)激素测定:测量 FSH、LH、E_2,了解卵巢功能状态。FSH＞40 U/L 且 E_2＜20 pg/mL,提示卵巢功能衰竭。

(2)B 超检查:了解子宫内膜厚度,排除子宫、卵巢肿瘤。

(3)分段诊断性刮宫及子宫内膜病理学检查,了解内膜病变。有条件可行宫腔镜检查。

(四)骨密度测定

可了解骨质疏松情况。

四、诊治流程

(一)初步评估

判断有无激素补充的适应证、禁忌证和慎用情况。

(1)病史询问:包括症状、一般病史、妇科病史、家族史(尤其是乳腺癌及子宫内膜癌等恶性肿瘤史)、性生活史及绝经相关疾病的高危因素。

(2)身体检查:身高、体质量、腰围、血压、乳腺及妇科检查。

(3)实验室检查:血常规、空腹血糖、血脂、肝功能、肾功能、子宫颈细胞学检查。

(4)辅助检查:盆腔 B 超了解子宫内膜厚度及子宫、卵巢有无病变;乳腺 B 超或钼靶检查,了解乳腺情况;可行骨密度测定。

(二)激素替代治疗

根据不同情况选择相应的方案。

(1)单纯孕激素替代治疗:适用于月经过渡期,调整卵巢功能衰退过程中出现的月经问题。醋酸甲羟孕酮 4～6 mg/d,或地屈孕酮 10～20 mg/d,或微粒化黄体酮 200 mg/d。每月用 10～14 天。

(2)雌、孕激素周期用药:适用于有完整子宫、围绝经期或绝经后仍希望有月经样出血的妇女。采用在雌激素的基础上,每月加用孕激素 10～14 天。戊酸雌二醇 1～2 mg/d,或结合雌激素 0.300～0.625 mg/d+孕激素 10～14 天(后半期),或戊酸雌二醇/雌二醇环丙孕酮,或雌二醇/雌二醇地屈孕酮。

(3)雌、孕激素连续联合用药:适用于有完整子宫、绝经后期不希望有月经样出血的妇女。该法每天均联合应用雌、孕激素,一般为连续性给药。戊酸雌二醇 0.5～1.5 mg/d 或结合雌激素 0.30～0.45 mg/d+孕激素(醋酸甲羟孕酮 1～3 mg/d,或地屈孕酮 5 mg/d,或微粒化黄体酮 100 mg/d)。

(4)连续应用替勃龙:适用于绝经后不希望来月经的妇女。推荐 1.25～2.50 mg/d。

(5)单纯雌激素替代治疗:适用于已切除子宫的妇女。戊酸雌二醇 0.5～2.0 mg/d,或结合雌激素 0.300～0.625 mg/d,连续应用。

(6)阴道雌激素的应用:适用于阴道干燥疼痛,性交困难,反复阴道或尿路感染的患者,局部用药能明显改善泌尿生殖道萎缩的相关症状。结合雌激素、雌三醇或普罗雌烯乳膏,阴道用药,每天 1 次,连续使用 2 周,症状缓解后改为每周用药 2～3 次。

五、注意事项

(1)激素替代治疗的首要适应证为绝经及相关症状(如血管舒缩症状、泌尿生殖道萎缩症状、神经精神症状等),也是预防绝经后骨质疏松的有效方法。

(2)激素替代治疗的禁忌证:①已知或可疑妊娠,原因不明的阴道流血。②已知或可疑患有乳腺癌,与性激素相关的恶性肿瘤或脑膜瘤(禁用孕激素)等。③最近 6 个月内患有活动性静脉或动脉血栓栓塞性疾病、严重肝肾功能障碍、卟啉症、耳硬化症、系统性红斑狼疮。

(3)激素替代治疗慎用情况:子宫肌瘤、子宫内膜异位症、子宫内膜增生、高催乳素血症、尚未控制的糖尿病及严重的高血压、血栓形成倾向、胆囊疾病、癫痫、偏头痛、哮喘、乳腺良性疾病、乳腺癌家族史者。

(4)健康指导:包括规律运动与运动建议,保持正常的体重指数,健康饮食,适量补充钙和维生素 D,戒烟,控制饮酒,增加社交和脑力活动等。

(5)围绝经期和绝经早期是激素替代治疗应用的重要"窗口期"。年龄

≥60 岁者,原则上不推荐激素替代治疗。

(6)强调对于卵巢早衰和人工绝经的患者,如无禁忌证应给予激素替代治疗,至少应用至正常自然绝经年龄。

(7)激素替代治疗强调个体化治疗,应在综合评估治疗目的和风险的前提下,采用最低有效剂量。

(8)必须定期随诊激素替代治疗患者,及时处理不良反应,定期对患者做必要的再评估。

第四节　高催乳素血症

高催乳素血症是指各种原因导致的外周血清 PRL 水平持续高于正常值的状态(正常女性 PRL 水平通常低于 25 ng/mL)。

高催乳素血症的原因包括生理性、病理性或药物性等,常见的临床表现有闭经、溢乳、不孕等。高催乳素血症在一般人群中的患病率为 0.4%,在生殖功能失调患者中可达 9%～17%。

一、PRL 生理基础

(一)分子特性

PRL 是一种主要由垂体前叶 PRL 合成细胞分泌的多肽激素,由 198 个氨基酸构成的大小为 23 000 单链多肽,通过 3 个分子内二硫键连接 6 个半胱氨酸残基。由于蛋白质翻译后修饰作用(磷酸化、糖基化等),体内的 PRL 以多种形式存在,以 PRL 单体(23 000)为主(80%),生物活性及免疫活性最高,二聚体(大分子 PRL,>100 000)与多聚体(大大分子 PRL,>100 000)各占 8%～10% 及 1%～5%,生物活性减低,免疫活性不变,因此血 PRL 水平与临床表现可不一致。

PRL 与其受体结合发挥效应,PRL 受体是一种属于造血细胞因子受体超家族的跨膜蛋白,结构与生长激素(GH)受体、白介素(IL)受体等类似。

(二)调节因素

在生理情况下,垂体 PRL 分泌受下丘脑 PRL 抑制因子(PIF)和 PRL 释放因子(PRF)双向调节,以 PIF 占优势。下丘脑弓状核和室旁核释放的多巴胺作用于 PRL 合成细胞表面的多巴胺 D_2 受体,抑制 PRL 的合成分泌;而促甲状腺素释放激素(TRH)、雌二醇、缩宫素、抗利尿激素、血管活性肠肽等神经肽可促进 PRL 分泌。

(三)生理功能

PRL 的主要生理功能是促进乳腺组织生长发育,启动并维持产后泌乳。妊娠期女性雌激素水平升高,促进 PRL 合成细胞增生,从而使 PRL 分泌增多,PRL 与雌、孕激素、催乳素、胰岛素等共同作用,刺激乳腺生长发育,为产后哺乳做准备,同时高雌激素水平抑制了 PRL 的促乳腺泌乳作用;分娩后雌激素水平下降,这种抑制作用随之解除,哺乳时婴儿吮吸乳头通过神经体液调节,短期内刺激 PRL 大量分泌。

PRL 能直接或间接影响卵巢功能。PRL 能直接降低卵巢 LH 与 FSH 受体的敏感性;还可抑制下丘脑 GnRH 脉冲式分泌,抑制垂体 LH、FSH 分泌,从而导致排卵障碍。

PRL 的生理功能广泛而复杂,还对心血管系统、中枢神经系统、免疫功能、渗透压等有不同程度的调节作用。

(四)生理变化

1.月经周期中期的变化

月经周期中期血 PRL 可有升高,黄体期较卵泡期略有上升。

2.妊娠期的变化

孕 8 周血中 PRL 值仍为 20 ng/mL,随着孕周的增加,雌激素水平升高刺激垂体 PRL 细胞增生和肥大,导致垂体增大及 PRL 分泌增多。在妊娠末期血清 PRL 水平可上升 10 倍,超过 200 ng/mL。自然临产时血 PRL 水平下降,于分娩前 2 小时左右最低。

3.产后泌乳过程中的变化

分娩后 2 小时血 PRL 升至高峰,并维持在较高水平,不哺乳的女性在产后 2 周垂体恢复正常大小,血清 PRL 水平下降,产后 3～4 周降至正常;哺乳者由于乳头经常被吸吮刺激,触发垂体 PRL 释放,产后 4～6 周哺乳妇女基础血清 PRL 水平持续升高。产后 6～12 个月恢复正常,延长哺乳时间则高 PRL 状态相应延长,出现生理性闭经。

4.昼夜变化

PRL 的分泌有昼夜节律,入睡后 60～90 分钟血 PRL 开始上升,早晨睡醒前

PRL 可达到一天 24 小时峰值,醒后迅速下降,上午 9~11 时进入低谷,睡眠时间改变时 PRL 分泌节律也随之改变。

5.饮食结构

进餐 30 分钟内 PRL 分泌增加 50%~100%,尤其是进食高蛋白、高脂饮食。

6.应激导致 PRL 的变化

PRL 的分泌还与精神状态有关,应激状态如激动或紧张、寒冷、麻醉、低血糖、性生活及运动时 PRL 明显增加,通常持续时间不到 1 小时。乳房及胸壁刺激通过神经反射使 PRL 分泌增加。

二、病因

(一)下丘脑疾病

下丘脑分泌的 PIF 对 PRL 分泌有抑制作用,PIF 主要是多巴胺。颅咽管瘤压迫第三脑室底部,影响 PIF 输送,导致 PRL 过度分泌。其他肿瘤如胶质细胞瘤、脑膜炎症、颅外伤引起垂体柄被切断、脑部放疗治疗破坏、下丘脑功能失调性假孕等影响 PIF 的分泌和传递,引起 PRL 的增高,另外下丘脑功能失调如假孕也可引起 PRL 升高。

(二)垂体疾病

垂体疾病是高催乳素血症最常见的原因。高催乳素血症中 20%~30% 有垂体瘤,其中垂体泌乳细胞肿瘤最多见,其他有 GH 瘤、促肾上腺皮质激素(ACTH)瘤及无功能细胞瘤。按肿瘤直径大小分为垂体微腺瘤(肿瘤直径<1 cm)和大腺瘤(肿瘤直径≥1 cm)。空蝶鞍综合征、肢端肥大症、垂体腺细胞增生都可致 PRL 水平异常增高。

(三)胸部疾病

胸部疾病如胸壁的外伤、手术、烧伤、带状疱疹等也可通过反射引起 PRL 升高。

(四)其他内分泌、全身疾病

原发性和/或继发性甲状腺功能减退症如假性甲状旁腺功能减退症、桥本甲状腺炎等,使 TRH 水平升高,因此 PRL 细胞增生,垂体增大,约有 40% 的患者 PRL 水平增高。多囊卵巢综合征,异位 PRL 分泌增加如未分化支气管肺癌、胚胎癌、子宫内膜异位症及肾癌可能有 PRL 升高。肾功能不全、肝硬化影响到全身内分泌稳定时也会出现 PRL 升高。乳腺手术,乳腺假体手术后,长期乳头刺激,妇产科手术如人工流产、引产、子宫切除术、输卵管结扎术、卵巢切除术等也会使 PRL 异常增高。

(五)药物影响

通过阻滞下丘脑多巴胺或增强 PRL 刺激引起高催乳素血症的药物有多种。多巴胺受体阻滞剂如吩噻嗪类镇静药物:氯丙嗪、奋乃静。儿茶酚胺耗竭剂抗高血压药物:利血平、甲基多巴。甾体激素类药物:口服避孕药、雌激素。麻醉类药物:吗啡。抗胃酸药:H_2-R 阻滞剂——西咪替丁、多潘立酮。均可抑制多巴胺转换,促进 PRL 释放。药物引起的高催乳素血症多数血清 PRL 水平在 100 $\mu g/L$ 以下,但也有报道长期服用一些药物使血清 PRL 水平升高达 500 $\mu g/L$ 而引起大量泌乳、闭经。

(六)特发性高催乳激素血症

特发性高催乳激素血症是指血 PRL 水平轻度增高并伴有症状,多为 60～100 ng/mL,但未发现任何原因,可能由下丘脑-垂体功能紊乱、PRL 分泌细胞弥漫性增生所致。有报道,本症随访 6 年 20% 自然痊愈,10%～15% 发展为微腺瘤,罕见发展为大腺瘤。部分患者可能是大分子或大大分子 PRL 血症,这种 PRL 有免疫活性而无生物活性。临床上当无病因可循时,包括 MRI 或 CT 等各种检查后未能明确 PRL 异常增高原因的患者可诊断为特发性高 PRL 血症,但应注意对其长期随访,对部分伴月经紊乱而 PRL 高于 100 ng/mL 者,需警惕潜隐性垂体微腺瘤的可能性。

三、临床表现

(一)闭经或月经紊乱

高催乳素血症患者 90% 有月经紊乱,以继发性闭经多见,也可为月经量少、无排卵性月经;原发性闭经、月经频发、月经量多及不规则出血较少见。高水平的 PRL 可影响下丘脑-垂体-卵巢轴的功能,导致黄体期缩短或无排卵性月经、月经稀少甚至闭经,闭经与溢乳症状合称为闭经-溢乳综合征。

(二)溢乳

患者在非妊娠期和非哺乳期出现溢乳或挤出乳汁或断奶数月仍有乳汁分泌,轻者挤压乳房才有乳液溢出,重者自觉内衣有乳渍。分泌的乳汁通常是乳白、微黄色或透明液体,非血性。仅出现溢乳者的占 27.9%,同时出现闭经及溢乳者占 75.4%。这些患者血清 PRL 水平一般都显著升高。部分患者 PRL 水平较高但无溢乳表现,可能与其分子结构有关。

(三)肿瘤压迫症状

1.神经压迫症状

微腺瘤一般无明显症状;大腺瘤可压迫蝶鞍隔出现头痛、头胀等;当腺瘤向前侵犯或压迫视交叉或影响脑脊液回流时,也可出现头痛、呕吐和眼花,甚至视野缺损和动眼神经麻痹。肿瘤压迫下丘脑可以表现为肥胖、嗜睡、食欲异常等。

2.其他垂体激素分泌减低

如 GH 分泌减低引起儿童期生长迟缓、闭经、青春期延迟。

(四)不孕或流产

卵巢功能异常、排卵障碍或黄体不健康可导致不孕或流产。

(五)性功能改变

部分患者因卵巢功能障碍,表现为低雌激素状态、阴道壁变薄或萎缩、分泌物减少、性欲减低。

四、辅助检查

(一)血清学检查

血清 PRL 水平持续异常升高,超过 25 ng/mL(1.14 nmol/L),需除外由应激引起的 PRL 升高。测定血 PRL 时,采血有严格的要求:早晨空腹或进食纯碳水化合物早餐,于上午 9～11 时到达目的地,先清醒静坐半小时,然后取血,力求"一针见血",尽量减少应激。FSH 及 LH 水平正常或偏低。为鉴别高催乳素血症病因,需测定甲状腺功能、其他垂体激素及肝肾功能等,行盆腔 B 超及骨密度等检查。

(二)影像学检查

当血清 PRL 水平高于 100 ng/mL(4.55 nmol/L)时,应注意是否存在垂体腺瘤,CT 和 MRI 检查可明确下丘脑、垂体及蝶鞍情况,是有效的诊断方法。其中 MRI 对软组织的显影较 CT 清晰,因此对诊断空蝶鞍症最为有效,也可使视神经、海绵窦及颈动脉清楚显影。

(三)眼底、视野检查

垂体肿瘤增大可侵犯和/或压迫视交叉,引起视盘水肿;也可因肿瘤损伤视交叉不同部位而有不同类型视野缺损,因而眼底、视野检查有助于确定垂体腺瘤的部位和大小。

五、诊断

根据血清学检查 PRL 持续异常升高,同时出现溢乳、闭经及月经紊乱、不孕、头痛、眼花、视觉障碍及性功能改变等临床表现,可诊断为高催乳素血症。诊断时若血 PRL＜4.55 nmol/L(100 ng/mL)时,应排除某些生理状态如妊娠、哺乳、夜间睡眠、长期刺激乳头、性交、过饱或饥饿、运动和精神应激等,药理性因素及甲状腺、肝肾病变引起的高催乳素血症。当 PRL 测定结果在正常上限 3 倍以下时至少检测 2 次,以确定有无高催乳素血症。若 PRL 持续高于 4.55 nmol/L(100 ng/mL),有临床症状者应行鞍区 MRI 平扫加增强检查明确有无占位性病变。

六、治疗

应该遵循对因治疗原则。控制高催乳素血症、恢复女性正常月经和排卵功能、减少乳汁分泌及改善其他症状(如头痛和视功能障碍等)。

(一)药物治疗

垂体 PRL 大腺瘤及伴有闭经、泌乳、不孕、头痛、骨质疏松等表现的微腺瘤都需要治疗。

1.药物治疗的种类

药物治疗首选多巴胺激动剂,常用溴隐亭、α 二氢麦角隐亭、卡麦角林等。

(1)甲磺酸溴隐亭片为麦角类衍生物,多巴胺 D_1、D_2 受体激动剂,与多巴胺受体结合,抑制垂体腺瘤增生,从而抑制 PRL 的合成与分泌,是治疗高催乳素血症最常用的药物。临床报道用溴隐亭治疗可使 60%～80% 的患者血 PRL 降至正常,异常泌乳消失或减少,80%～90% 的患者恢复排卵,70% 的患者能生育。大腺瘤患者视野改变,瘤体缩小 50% 以上。

溴隐亭不良反应主要有恶心、呕吐、眩晕、疲劳和直立性低血压等,为了减少药物不良反应,溴隐亭治疗从小剂量开始渐次增加,初始剂量为每天 1.25 mg,餐中服用,每 3～7 天增加 1.25 mg/d,直至常用剂量每天 5.0～7.5 mg,分 2～3 次服用。剂量的调整依据是血 PRL 水平。达到疗效后可分次减量到维持量,若PRL 大腺瘤在多巴胺激动剂治疗后血 PRL 正常而垂体大腺瘤不缩小,应重新审视诊断是否为非 PRL 腺瘤或混合性垂体腺瘤、是否需改用其他治疗(如手术治疗)。溴隐亭治疗是可逆性的,只是使垂体 PRL 腺瘤可逆性缩小,长期治疗后肿瘤出现纤维化,但停止治疗后垂体 PRL 腺瘤会恢复生长,导致高 PRL 血症再现,因此需长期用药维持治疗。10%～18%的患者对溴隐亭不敏感或不耐受,可更换其他药物或手术治疗。

(2)甲磺酸 α-二氢麦角隐亭是高选择性多巴胺 D_2 受体激动剂及 α-肾上腺素能阻滞剂。有报道,5 mg α-二氢麦角隐亭与 2.5 mg 溴隐亭的药效动力学曲线相同,血 PRL 水平均于服药后 5 小时达低谷,至少可维持 12 小时。初始治疗患者从 5 mg(1/4 片)每天 2 次开始,餐中服用,1～2 周后加量,并根据患者血 PRL 水平变化,逐步调整至最佳剂量维持,一般为 20～40 mg/d。疗效与溴隐亭相仿,心血管不良反应少于溴隐亭,无直立性低血压出现,长期耐受性高。

(3)卡麦角林是具有高度选择性的多巴胺 D_2 受体激动剂,卡麦角林是溴隐亭的换代药物,抑制 PRL 的作用更强大而不良反应相对减少,且作用时间更长。对溴隐亭抵抗(每天 15 mg 溴隐亭效果不满意)或不耐受溴隐亭治疗的 PRL 腺瘤患者改用这些新型多巴胺激动剂仍有 50% 以上有效。卡麦角林每周只需服用 1～2 次,常用剂量为 0.5～2.0 mg(1～4 片),患者顺应性较溴隐亭更好。作用时间的延长是由于从垂体组织中的清除缓慢,与垂体多巴胺受体的亲和力高,以及广泛的肝肠再循环,口服 3 小时后就可检测到 PRL 降低,然后逐渐下降,在 48～120 小时效应达到平台期;坚持每周给药,PRL 水平持续下降,不良反应少。

(4)维生素 B_6 作为辅酶,在下丘脑中多巴向多巴胺转化时加强脱羟及氨基转移作用,与多巴胺受体激动剂起协同作用。临床用量可达 60～100 mg,每天2～3 次。

2.药物治疗时的随诊

在多巴胺受体激动剂治疗的长期用药过程中随诊十分重要,应包括以下内容。

(1)治疗 1 个月起定期测定血 PRL 及雌二醇水平,根据生化指标和卵泡发育情况调整药物剂量。

(2)每 1～2 年重复鞍区 MRI 检查,大腺瘤患者每 3 个月复查 1 次。其他接受多巴胺受体激动剂治疗的患者,如血 PRL 水平不降反升、出现新症状(视野缺损、头痛等)也应行 MRI 检查。大腺瘤患者在多巴胺受体激动剂治疗后血 PRL 水平正常而瘤体不缩小,应重新核对诊断。

(3)有视野缺损者、可能压迫到视交叉的大腺瘤患者在初始治疗时可每周复查 2 次视野,疗效满意者常在 2 周内显效。如无改善或不满意应在治疗后 1～3 周复查 MRI,决定是否需手术治疗减压。

(4)其他垂体激素、骨密度测定等。

3.药物减量及维持

在初始治疗时,血 PRL 水平正常、月经恢复后原剂量可维持不变 3～6 个月。微腺瘤患者即可开始减量;大腺瘤患者此时复查 MRI,确认 PRL 肿瘤已明显缩小(通常肿瘤越大,缩小越明显),PRL 正常后也可开始减量。

减量应缓慢分次(2 个月左右 1 次)进行,通常每次 1.25 mg,用保持血 PRL 水平正常的最小剂量为维持量。每年至少 2 次血 PRL 随诊,以确认其正常。在维持治疗期间,一旦再次出现月经紊乱或 PRL 不能被控制,应查找原因,如药物的影响、怀孕等,必要时复查 MRI,决定是否调整用药剂量。对小剂量溴隐亭维持治疗 PRL 水平保持正常、肿瘤基本消失的病例 5 年后可试行停药,若停药后血 PRL 水平又升高者,仍需长期用药,只有少数病例在长期治疗后达到临床治愈。

(二)手术治疗

若溴隐亭等药物治疗效果欠佳者,有观点认为由于多巴胺激动剂能使肿瘤纤维化形成粘连,可能增加手术的困难和风险,一般建议用药 3 个月内实施手术治疗。经蝶窦手术是最为常用的方法,开颅手术少用。

1.适应证

手术适应证主要包括以下几类。

(1)药物治疗无效或效果欠佳者。

(2)药物治疗反应较大不能耐受者。

(3)巨大垂体腺瘤伴视交叉压迫、有明显视力视野障碍急需减压者;药物治疗一段时间后无明显改善者。

(4)血 PRL 水平正常但瘤体无改变,疑为无功能瘤者。

(5)侵袭性垂体腺瘤伴有脑脊液鼻漏者。

(6)拒绝长期服用药物治疗者。

(7)复发的垂体腺瘤也可以行手术治疗。

全身器官功能差不能耐受手术者为相对禁忌证。手术后,需要进行全面的垂体功能评估,存在垂体功能低下的患者需要给予相应的内分泌激素替代治疗。

2.术后随访

手术后 3 个月应行影像学检查,结合内分泌学变化,了解肿瘤切除程度。视情况每半年或 1 年再复查 1 次。手术成功的关键取决于手术者的经验和肿瘤的大小,微腺瘤的手术效果较大腺瘤好,60%～90% 的微腺瘤患者术后 PRL 水平可达到正常,而大腺瘤患者达到正常的比例则较低。手术后仍有肿瘤残余但

PRL 水平正常的患者中,经过长期观察有 20% 患者会复发,需要进一步采用药物或放射治疗。

(三)放射治疗

放射治疗主要适用于有大的侵袭性肿瘤、术后残留或复发肿瘤的患者;药物治疗无效或不能坚持和耐受不良反应的患者;有手术禁忌证或拒绝手术及部分不愿长期服药的患者。放射治疗疗效评价应包括肿瘤局部控制及异常增高的 PRL 下降情况。传统放射治疗后 2～10 年,有 12%～100% 的患者出现垂体功能低下;1%～2% 的患者可能出现视力障碍或放射性颞叶坏死。部分可能会影响瘤体周围的组织进而影响垂体的其他功能,甚至诱发其他肿瘤、损伤周围神经等,因此传统放射治疗可加溴隐亭联合治疗,约 1/3 的患者血 PRL 水平正常,但显效时间可长达 20 年。即使近年来采用的立体定向放射外科治疗,2 年内也仅有 25%～29% 的患者 PRL 恢复正常,其余患者可能需要更长时间随访或需加用药物治疗。

(四)其他治疗

由甲状腺功能减退症、肾衰竭、手术、外伤、药物等因素引起的高催乳素血症,则需对因进行治疗。

七、随访

对特发性高催乳素血症、PRL 轻微升高、月经规律、卵巢功能未受影响、无溢乳且未影响正常生活的患者,可不必治疗,应定期复查,观察临床表现和 PRL 的变化。

第四章

女性生殖系统肿瘤

第一节 子宫肌瘤

一、概述

子宫肌瘤是女性生殖器最常见的良性肿瘤,由平滑肌及结缔组织组成。常见于30～50岁妇女,20岁以下少见。因肌瘤多无症状或很少有症状,临床报道发病率远低于肌瘤真实发病率。

子宫肌瘤确切病因尚未明了,可能与女性性激素有关。

按肌瘤生长部位分类:子宫体肌瘤(90%)及子宫颈肌瘤(10%)。

按肌瘤与子宫肌壁的关系分类。①肌壁间肌瘤:占60%～70%。②浆膜下肌瘤:约占20%,肌瘤向子宫浆膜面生长,并突出于子宫表面。若肌瘤位于子宫体侧壁且向宫旁生长,突出于阔韧带两叶之间,称为阔韧带肌瘤。③黏膜下肌瘤:占10%～15%,肌瘤向宫腔方向生长,突出于宫腔,表面仅为黏膜层覆盖。

根据FIGO子宫肌瘤的分类系统的定义,肌瘤的类型从0～Ⅷ型,越低的数字表示越接近子宫内膜。

0型:有蒂黏膜下肌瘤,未向肌层扩展。

Ⅰ型:无蒂黏膜下肌瘤,向肌层扩展≤50%。

Ⅱ型:无蒂黏膜下肌瘤,向肌层扩展>50%。

Ⅲ型:肌壁间肌瘤,位置近宫腔,瘤体外缘距子宫浆膜≥5 mm。

Ⅳ型:位置近宫腔,瘤体外缘距子宫浆膜<5 mm。

Ⅴ型:肌瘤贯穿子宫全部肌层。

Ⅵ型:肌瘤突向浆膜。

Ⅶ型:肌瘤完全位于浆膜下。

Ⅷ型:其他特殊类型。

子宫肌瘤变性类型如下。

(1)玻璃样变:又称透明变性,最常见,肌瘤剖面漩涡状结构消失,由均匀透明样物质取代。

(2)囊性变:玻璃样变继续发展,肌细胞坏死液化即可发生囊性变。数个囊腔也可融合成大囊腔,腔内含清亮无色液体,也可凝固成胶冻状。

(3)红色样变:多见于妊娠期或产褥期,为肌瘤的一种特殊类型坏死。肌瘤剖面为暗红色,如半熟的牛肉,有腥臭味,质软,漩涡状结构消失。

(4)肉瘤样变:肌瘤恶变为肉瘤少见,仅为 0.4%～0.8%,多见于绝经后伴疼痛和出血的患者。

(5)钙化:多见于蒂部细小、血供不足的浆膜下肌瘤及绝经后妇女的肌瘤。常在脂肪变性后进一步分解成甘油三酯,再与钙盐结合,沉积在肌瘤内。

二、症状

(一)经量增多及经期延长

经量增多及经期延长为最常见症状。多见于大的肌壁间肌瘤及黏膜下肌瘤,肌瘤使宫腔增大,子宫内膜面积增加并影响子宫收缩,此外肌瘤可能使肿瘤附近的静脉受挤压,导致子宫内膜静脉丛充血扩张,从而引起经量增多,经期延长。黏膜下肌瘤伴有坏死感染时,可有不规则阴道流血或血样脓性排液。长期经量增多可继发贫血,出现乏力、心悸等症状。

(二)下腹包块

当肌瘤逐渐增大使子宫超过 3 个月妊娠大时,可从腹部触及。巨大的黏膜下肌瘤可脱出于阴道外,患者可因外阴脱出肿物就医。

(三)白带增多

肌壁间肌瘤使宫腔面积增大,内膜腺体分泌增多,并伴有盆腔充血,致使白带增多。子宫黏膜下肌瘤一旦感染,可有大量脓样白带。若有溃烂、坏死、出血时,可有血性或脓血性、恶臭的阴道溢液。

(四)压迫症状

压迫膀胱可导致尿频、尿急、排尿困难、尿潴留等;压迫直肠可出现下腹部坠胀不适、便秘等症状;压迫输尿管可出现输尿管扩张甚至发生肾盂积水。

(五)其他

腹痛腹胀、腰酸背痛,经期加重。

三、体征

(1)与肌瘤大小、位置、数目及有无变性相关。大肌瘤可在下腹部扪及实质性不规则肿块。

(2)妇科查体扪及子宫增大,表面不规则单个或多个结节状突起。浆膜下肌瘤可扪及单个实质性球状肿块与子宫相连等。

四、诊断要点

(1)对于出现子宫增大、盆腔肿块或月经量增多的患者,可首选超声检查,并进行血常规和甲状腺功能的检查。

(2)MRI可以向子宫内膜和浆膜表面提供退化肌瘤、肌瘤与子宫内膜和浆膜表面的信息,并决定是否保留子宫。

(3)在月经量多的女性中,生理盐水输入子宫内膜腔后的超声检查可识别出腔内肌瘤的范围。

(4)如果患者出现不规则阴道流血或有子宫内膜增生的危险因素(肥胖、持续性无排卵或长期使用无孕激素的雌激素治疗),可选择性进行凝血功能的检查和子宫内膜活检。必要时行宫腔镜检查明确子宫内膜情况。

五、治疗要点

治疗应根据患者的症状、年龄和生育要求,以及肌瘤的类型、大小、数目进行考虑。

(一)观察

无症状肌瘤一般不需要治疗,特别是近绝经期女性。绝经后肌瘤多可萎缩和症状消失。每3~6个月随访1次,若出现症状可考虑进一步治疗。

(二)药物治疗

药物治疗适应于症状轻、近绝经年龄或全身情况不宜手术者。

1.促性腺激素释放激素类似物

目前主要是择期手术前或绝经早期的短期应用(3~6个月)。

适应证:①缩小肌瘤以利于妊娠;②术前控制症状、纠正贫血;③术前应用缩小肌瘤,降低手术难度,或使经阴道或腹腔镜手术成为可能;④对近绝经妇女,提前过渡到自然绝经,避免手术。

2.米非司酮

可作为术前用药或提前绝经使用,10 mg,每天1次,口服,连用3~6个月。不宜长期使用,因其拮抗孕激素后,子宫内膜长期受雌激素刺激,增加子宫内膜增生的风险。

(三)手术治疗

1.适应证

(1)月经过多致继发贫血,药物治疗无效者。

(2)严重腹痛、性交痛、慢性腹痛、肌瘤蒂扭转引起的急性腹痛者。

(3)体积大,压迫膀胱、直肠、输尿管等并引起相关症状者。

(4)能确定肌瘤是不孕或反复流产的唯一原因者。

(5)疑有肉瘤变者。

2.手术方式

(1)肌瘤切除术:适用于希望保留生育功能的患者。注意事项:0型和Ⅰ型子宫肌瘤可宫腔镜切除,突入阴道的0型子宫肌瘤可经阴道摘除。术后有50%复发机会,约1/3患者需再次手术。

(2)子宫切除术:无生育要求或疑有恶性变的,可行子宫切除术。注意事项:术前应排除子宫颈及子宫内膜恶性病变。

(四)其他治疗

(1)子宫动脉栓塞术:可阻断子宫动脉及其分支,减少肌瘤的血供,延缓肌瘤生长,缓解症状。注意事项:该方法可能引起卵巢功能减退并增加潜在妊娠并发症的风险,对有生育要求的妇女一般不建议使用。

(2)子宫内膜去除术:适用于月经量多,无生育要求但希望保留子宫或不能耐受子宫切除术的患者。注意事项:术前应排除子宫颈及子宫内膜恶性病变。

(3)射频消融术:是采用超声热消融治疗子宫肌瘤的手术方式。优点:不良反应较小,出血少、恢复快。缺点:有一部分患者效果不理想,且无病理支持,可能出现皮肤灼伤和可逆的骨盆神经病。

六、注意事项

(1)有条件的情况下,合并异常子宫出血的子宫肌瘤患者,尽量行宫腔镜检查术排除子宫内膜病变。

（2）行腹腔镜子宫切除或子宫肌瘤切除术时，用肌瘤粉碎装置要慎重，应放入袋内粉碎，并要充分告知患者有肉瘤的可能，以降低子宫肉瘤时盆腔内种植的风险。

第二节 子宫内膜癌

一、概述

子宫内膜癌是发生于子宫内膜的一组上皮性恶性肿瘤，以来源于子宫内膜腺体的腺癌最常见。为女性生殖道三大恶性肿瘤之一，平均发病年龄为 60 岁，其中 75% 发生于 50 岁以上妇女。

病因尚不清楚。

二、病理类型

（一）内膜样腺癌

内膜样腺癌占 80%～90%，内膜腺体高度异常增生，上皮复层，并形成筛孔状结构。按腺癌分化程度分为Ⅰ级（高分化 G_1）、Ⅱ级（中分化 G_2）、Ⅲ级（低分化 G_3）。分级愈高，恶性程度愈高。

（二）腺癌伴鳞状上皮分化

腺癌组织中有时含鳞状上皮成分，伴化生鳞状上皮成分者称棘腺癌（腺角化癌），伴鳞癌者称鳞腺癌，介于两者之间称腺癌伴鳞状上皮不典型增生。

（三）浆液性腺癌

浆液性腺癌又称子宫乳头状浆液性腺癌，占 1%～9%。恶性程度高，易有深肌层浸润和腹腔、淋巴结及远处转移，预后极差。无明显肌层浸润时，也可能发生腹腔播散。

（四）黏液性癌

肿瘤半数以上由胞质内充满黏液的细胞组成，大多腺体结构分化良好，病理行为与内膜样癌相似，预后较好。

（五）透明细胞癌

多呈实性片状、腺管样或乳头状排列，癌细胞胞浆丰富、透亮，核呈异型性或靴钉状,恶性程度高,易早期转移。

三、症状

约 90% 的患者出现阴道流血或阴道排液、下腹痛症状,在诊断时无症状者不足 5%。

(一)阴道流血

主要表现为绝经后阴道流血,量一般不多。尚未绝经者可表现为月经增多、经期延长或月经紊乱。

(二)阴道排液

多为血性液体或浆液性分泌物,合并感染时有腐血性排液,恶臭。因阴道排液异常就诊者约占 25%。

(三)下腹疼痛及其他

若肿瘤累及子宫颈内口,可引起宫腔积脓,出现下腹胀痛及痉挛样疼痛。晚期浸润周围组织或压迫神经可引起下腹及腰骶部疼痛。晚期可出现贫血、消瘦及恶病质等相应症状。

四、体征

早期子宫内膜癌妇科检查可无异常发现。晚期可有子宫明显增大,合并宫腔积脓时可有明显触痛,子宫颈管内偶有癌组织脱出,触之易出血。癌灶浸润周围组织时,子宫固定或在宫旁触及不规则结节状物。

五、诊断要点

(1)B超检查:了解子宫大小、宫腔形状、宫腔内有无赘生物、子宫内膜厚度、肌层有无浸润及浸润深度,可对异常阴道流血原因作出初步诊断并为进一步检查提供选择依据。彩色多普勒超声可显示丰富血流信号。

(2)诊断性刮宫与分段诊断性刮宫:诊断性刮宫是常用的诊断方法。一般无论 B 超检查结果如何,多需要进行诊断性刮宫。

分段诊断性刮宫,疑有子宫颈转移或鉴别子宫内膜癌和子宫颈管腺癌,应行分段诊断性刮宫。

(3)宫腔镜检查:可直接观察宫腔及子宫颈管内有无癌灶存在,大小及部位,直视下取材活检,减少对早期子宫内膜癌的漏诊。目前多数研究支持可进行宫腔镜检查。

(4)子宫内膜抽吸活检:方法简便,国外报道诊断准确性与诊断性刮宫相当。

(5)MRI 检查可用于治疗前评估,对肌层浸润深度和子宫颈间质浸润有较准确的判断;CT 检查可协助判断有无子宫外转移。

六、鉴别诊断

(一)功能失调性子宫出血

以月经紊乱(经量增多、经期延长及不规则阴道流血)为主要表现。妇科检查无异常发现,诊断性刮宫和/或组织检查可以确诊。

(二)老年性阴道炎

主要表现为血性白带。检查时可见阴道黏膜变薄、充血或有出血点、分泌物增多等表现。B 超检查宫腔内无异常发现,治疗后可好转。必要时先抗感染治疗后,再行诊断性刮宫、宫腔镜检查等。

(三)子宫黏膜下肌瘤或内膜息肉

月经过多或不规则阴道流血,可行 B 超检查、宫腔镜检查及诊断性刮宫以明确诊断。

(四)子宫颈管癌、子宫肉瘤及输卵管癌

均可有阴道排液增多或不规则流血。内生型子宫颈癌因癌灶位于子宫颈管内,子宫颈管变粗、变硬或呈桶状。子宫肉瘤可有子宫明显增大、质软。输卵管癌以间歇性阴道排液、阴道流血、下腹隐痛为主要症状,可有附件包块。分段诊断性刮宫及影像学检查可协助诊断。

七、治疗要点

主要治疗方法为手术、放射治疗及药物(化学药物及激素)治疗。早期患者以手术为主,按手术病理分期的结果及存在的复发高危因素选择辅助治疗;晚期则采用手术、放射、药物等综合治疗。

子宫内膜癌的分期现采用国际妇产科联盟(FIGO)2009 年制定的手术-病理分期,具体如下。

Ⅰ期:肿瘤局限于子宫体。

$Ⅰ_A$期:肿瘤局限于内膜层或浸润深度<1/2 肌层。

$Ⅰ_B$期:肿瘤浸润深度≥1/2 肌层。

Ⅱ期:肿瘤侵犯子宫颈间质,但无子宫体外蔓延。

Ⅲ期:肿瘤局部和/或区域扩散。

ⅢA期：肿瘤累及浆膜层和/或附件。

ⅢB期：阴道或宫旁受累。

ⅢC期：盆腔淋巴结和/或腹主动脉旁淋巴结转移。

ⅢC1期：盆腔淋巴结阳性。

ⅢC2期：腹主动脉旁淋巴结阳性和/或盆腔淋巴结阳性。

Ⅳ期：肿瘤侵及膀胱和/或直肠黏膜，和/或远处转移。

ⅣA期：肿瘤侵及膀胱和/或直肠黏膜。

ⅣB期：远处转移，包括腹腔内和/或腹股沟淋巴结转移。

(一)手术治疗

手术治疗为首选的治疗方法。手术目的一是进行手术-病理分期，确定病变的范围及与预后相关的重要因素；二是切除癌变的子宫及其他可能存在的转移病灶。

不同分期手术范围如下。

(1)Ⅰ期患者应行筋膜外全子宫切除及双侧附件切除术。具有以下情况之一者，应行盆腔及腹主动脉旁淋巴结切除术或取样：①特殊病理类型，如乳头状浆液性腺癌、透明细胞癌、鳞形细胞癌、未分化癌等；②子宫内膜样腺癌 G_3；③肌层浸润深度≥1/2；④癌灶累及宫腔面积超过 50% 或有峡部受累。子宫内膜浆液性癌的临床Ⅰ期手术范围应与卵巢癌相同，除分期探查、切除子宫及双附件清扫腹膜后淋巴结外，还应切除大网膜及阑尾。

(2)Ⅱ期应行改良广泛子宫切除及双附件切除术，同时行盆腔淋巴结切除及腹主动脉旁淋巴结取样。

(3)Ⅲ和Ⅳ期的晚期患者手术范围个体化，应与卵巢癌相同，进行肿瘤细胞减灭手术。

(二)放射治疗

放射治疗是治疗子宫内膜癌的有效方法之一，分腔内照射及体外照射两种治疗方式。

单纯放射治疗：仅适用于有手术禁忌证或无法手术切除的晚期内膜癌患者。

放射治疗联合手术及化学治疗：术后放射治疗是Ⅰ期高危和Ⅱ期内膜癌最主要的术后辅助治疗，可明显降低局部复发率，提高生存率。对已有深肌层浸润、分化差、淋巴结转移、盆腔及阴道残留病灶的患者，术后均需加用放射治疗。对Ⅲ期和Ⅳ期患者，通过放射治疗、手术及化学治疗联合应用，可提高疗效。

(三)化学治疗

化学治疗为晚期或复发子宫内膜癌的综合治疗措施之一,也可用于术后有复发高危因素患者的治疗,以期减少盆腔外的远处转移。常用化学治疗药物有顺铂、多柔比星、紫杉醇、环磷酰胺,氟尿嘧啶、丝裂霉素、依托泊苷等。可单独应用或联合应用,也可与孕激素合并使用。子宫浆液性癌术后应给予化学治疗。

(四)孕激素治疗

主要用于晚期或复发子宫内膜癌的治疗,也可用于早期有保留生育功能的年轻患者。孕激素受体阳性者有效率可达80%。常用药物:口服醋酸甲羟孕酮200～400 mg/d;己酸孕酮500 mg,肌内注射每周2次。长期使用可有水钠潴留、水肿或药物性肝炎等不良反应,停药后即可恢复。

(五)保留生育功能

治疗对于病灶局限在内膜、高分化、孕激素受体阳性的子宫内膜癌,患者坚决要求保留生育功能,可考虑不切除子宫和双附件,采用大剂量孕激素进行治疗。但是,这种治疗目前仍处在临床研究阶段,不应作为常规治疗手段。治疗前应充分告知患者保留生育功能治疗的利弊,3个月进行1次诊断性刮宫,判断疗效以决定后续治疗。

八、注意事项

(1)手术需注意的要点:①术中首先进行全面探查,对可疑病变部位取样做冰冻切片检查;②留腹水或盆、腹腔冲洗液进行细胞学检查;③解剖并观察切除的子宫标本,判断有无肌层浸润。手术切除的标本应常规进行病理学检查,癌组织还应行雌、孕激素受体检测,作为术后选用辅助治疗的依据。

(2)子宫内膜癌分期手术后是否需要补充放射治疗、化学治疗,主要依据肿瘤的恶性程度及病变范围来决定,包括手术病理分期、组织学类型、肿瘤分级、肌层浸润深度、淋巴结转移及子宫外转移等。

第三节　宫　颈　癌

一、概述

全世界范围内,子宫颈癌是女性发病率和死亡率最高的第4个恶性肿瘤,仅次于乳腺癌、结直肠癌和肺癌,在发展中国家,是女性第 2 位常见恶性肿瘤和第 3 位致死性恶性肿瘤,我国每年新发患者约 130 000 例,大约占全世界的 1/5。年龄分布呈双峰状,高发年龄为 35～39 岁和 60～64 岁,平均年龄 52.2 岁。HPV 是导致子宫颈癌的病因,其型别有 100 多种,WHO 确认的与子宫颈癌相关的高危型 HPV 有 14 种,即 HPV16、18、31、33、35、39、45、51、52、56、58、59、66、68。另外,有一些高危因素与子宫颈癌有关:性生活过早(<16 岁)、早婚、早产、多产、多性伴侣及性混乱、吸烟、经济状况低下、口服避孕药和免疫抑制剂等。

二、临床症状

早期子宫颈癌可能无任何不适,仅在体检及普查时发现,所以,凡是有性生活的妇女,每年应进行妇科查体,采用细胞学联合 HPV 筛查,有助于发现早期患者。症状的出现与病变的早晚、肿瘤的生长方式、组织病理学类型及患者的全身状况等有一定关系。

(一)阴道流血

80％～85％的子宫颈癌患者可表现为不规则阴道出血。年轻患者常主诉接触性出血,外生菜花型肿瘤出现流血较早、量多,严重者可导致贫血。老年妇女常表现为绝经后阴道流血,量时多时少,时有时无。

(二)阴道分泌物增多

约 82.3％的患者可有不同程度的白带增多,多发生在阴道出血以前,稀薄水样或米泔水样,最初可无异味,随着肿瘤的生长,癌组织继发感染、坏死,分泌物量增多,血性或脓血性,伴腥臭、恶臭。肿瘤向上蔓延累及子宫内膜时,宫颈管为癌组织阻塞,分泌物不能排出,可形成宫腔积液或积脓,患者可出现下腹不适、疼痛、腰骶酸痛及发热等症状。

(三)疼痛

肿瘤沿宫旁组织延伸,侵犯骨盆壁,压迫周围神经,表现为坐骨神经痛或一侧骶、髂部持续性疼痛,肿瘤压迫(侵犯)输尿管时,可出现肾盂积水及肾功能异常,静脉及淋巴管回流受阻时,可出现下肢水肿和疼痛等。

(四)其他症状

肿瘤侵犯膀胱可出现尿频、尿急、排尿困难及血尿,严重者形成膀胱-阴道瘘;侵犯直肠可出现排便困难、里急后重、便血等,严重者可出现阴道-直肠瘘;长期消耗者可伴有恶病质,远处转移较常见的部位是锁骨上淋巴结转移,亦可通过血液或淋巴系统扩散到远处器官而出现相应部位的转移灶。

三、临床体征

早期子宫颈癌,局部可无明显病灶,随着病变的发展,外生型见子宫颈赘生物向外生长,呈息肉状或乳头状突起,继而形成菜花状肿物,合并感染时表面覆有灰白色渗出物,触之出血。内生型则见子宫颈肥大、质硬,子宫颈管膨大如桶状,晚期由于癌组织坏死脱落,形成凹陷性溃疡,被覆灰褐色坏死组织,伴有恶臭味;向宫旁侵犯时子宫骶韧带呈结节增粗、缩短,有时可达盆壁并形成冰冻骨盆。

四、辅助检查

(一)子宫颈脱落细胞学检查

子宫颈脱落细胞学检查是子宫颈癌筛查的首选方法,但并非子宫颈病变的最终诊断。

(二)HPV 病原学检测

几乎所有的子宫颈癌标本中可检及 HPV,HPV 对子宫颈高度病变筛查的敏感性为 80%～100%,特异性达 98%,阴性预测值几乎是 100%。因此,检测高危型 HPV 有助于筛选子宫颈癌高危人群。

(三)阴道镜

阴道镜可全面观察鳞-柱细胞交界处和移行带,有无异型上皮或早期癌变,选择病变部位进行活检,可提高诊断正确率。阴道镜检查的敏感性高达 87%,特异性偏低为 15%,容易过度诊断,且难以观察子宫颈管内的病变。

(四)肉眼醋酸试验

3%～5%冰醋酸溶液涂于子宫颈,直接观察子宫颈上皮对醋酸的反应,病变区域变成白色。该方法适用于筛查,灵敏度和特异度相对较低。

(五)碘试验

将碘溶液涂于子宫颈和阴道壁上,不染色为阳性。主要用于识别子宫颈病变的危险区,以确定活检取材部位。

(六)子宫颈和子宫颈管活检

子宫颈和子宫颈管活检是确诊子宫颈癌及其癌前病变的金标准。选择子宫颈鳞-柱交接部多点活检,或在碘试验、阴道镜检查的引导下,在可疑部位活检。

所取组织既要有上皮组织,又要有间质组织。若子宫颈刮片异常,子宫颈活检阴性,可搔刮子宫颈管送病理学检查。

(七)子宫颈锥切术

子宫颈活检不除外早期浸润癌,或疑诊病变来自子宫颈管时,可行子宫颈锥切术,进行组织病理学检查以确诊。

五、病理学特点

子宫颈癌包括子宫颈鳞癌与腺癌,在外观上两者无特殊差异,均发生在子宫颈阴道部或子宫颈管内。

(一)鳞状细胞癌

鳞状细胞癌占 $80\%\sim85\%$。早期仅表现为子宫颈糜烂,随着病变逐步发展分四型:①外生型;②内生型;③溃疡型;④颈管型。

(二)腺癌

腺癌占 $15\%\sim20\%$。依据组织学类型又分为:①黏液腺癌;②子宫颈恶性腺瘤;③鳞腺癌;④其他少见病理类型,如透明细胞癌、浆液性癌、中肾管腺癌、子宫颈小细胞神经内分泌癌等。

六、临床分期

(一)分期原则

目前子宫颈癌仍采用临床分期。当分期存在疑问时,必须归于较早的分期。准确分期是确定子宫颈癌治疗方案的先决条件,是判断治疗效果及预后的重要因素。

(二)子宫颈癌的 FIGO 分期

子宫颈癌的分期为临床分期,最新的 FIGO 分期在 2014 年修订。为准确分期,必须行全面盆腔检查,罕有需要在麻醉下进行。注意几个特殊问题:I_A 期诊断仅为镜下诊断。II_B 期确诊:盆腔三合诊检查宫旁增厚、有弹性、光滑、无结节感,为炎症;宫旁增厚、无弹性、结节感为癌浸润,必要时参考 CT 检查、MRI 检查或盆腔穿刺活检确诊。III 期:输尿管梗阻及无功能肾,未发现其他原因。

2014 年 FIGO 子宫颈癌分期如下。

I 期:癌灶局限在宫颈(侵犯子宫体可以不予考虑)。

I_A 期:肉眼未见癌灶,仅在显微镜下可见浸润癌,间质浸润测量范围限制于深度 5 mm[a],宽度不超过 7 mm。

　　Ⅰ$_{A1}$期:间质浸润深度≤3mm,宽度≤7 mm。

　　Ⅰ$_{A2}$期:间质浸润深度>3 mm,宽度≤7 mm。

　　Ⅰ$_B$期:肉眼可见癌灶局限于子宫颈,或显微镜下可见病变>Ⅰ$_A$期(浅表浸润的肉眼可见癌灶也为Ⅰ$_B$期)。

　　Ⅰ$_{B1}$期:肉眼可见癌灶最大直径≤4 cm。

　　Ⅰ$_{B2}$期:临床可见癌灶最大直径>4 cm。

　　Ⅱ期:癌灶已超出子宫颈,但未达骨盆壁。癌累及阴道,但未达阴道下1/3。

　　Ⅱ$_A$期:癌累及阴道上2/3,无明显宫旁浸润。

　　Ⅱ$_{A1}$期:肉眼可见癌灶最大直径≤4 cm。

　　Ⅱ$_{A2}$期:肉眼可见癌灶最大直径>4 cm。

　　Ⅱ$_B$期:有明显宫旁浸润,但未达盆壁。

　　Ⅲ期:癌灶扩散到盆壁,肛诊癌灶与盆壁间无缝隙,癌灶累及阴道下1/3,除外其他原因所致的肾盂积水或无功能肾。

　　Ⅲ$_A$期:癌灶累及阴道下1/3,但未达盆壁。

　　Ⅲ$_B$期:癌灶已达盆壁,或有肾盂积水或无功能肾。

　　Ⅳ期:癌灶扩散超出真骨盆或癌浸润膀胱黏膜或直肠黏膜。

　　Ⅳ$_A$期:癌灶扩散至邻近盆腔器官。

　　Ⅳ$_B$期:远处转移。

　　其中a表示浸润深度从癌起源的表面上皮或腺体的基底部开始测量,不应>5 mm,脉管累及不影响分期。

七、转移途径

　　主要为直接蔓延及淋巴结转移,血行转移少见。

(一)直接蔓延

　　最常见,癌组织局部浸润,向邻近器官及组织扩散。外生型常向阴道壁蔓延,向上可侵及子宫颈管及子宫体下段,向两侧蔓延至主韧带、阴道旁组织,甚至达盆壁,向前后蔓延可侵及膀胱或直肠。

(二)淋巴结转移

　　当子宫颈癌局部扩散侵入淋巴管,可形成瘤栓,随淋巴液引流到达区域淋巴结,子宫颈癌淋巴结转移具有规律性,一级淋巴结包括宫旁淋巴结、子宫颈旁或输尿管旁淋巴结、闭孔淋巴结、髂内淋巴结、髂外淋巴结,二级淋巴结包括髂总淋巴结、腹股沟深淋巴结、腹股沟浅淋巴结及腹主动脉旁淋巴结。

(三)血行转移

少见,可转移至肺、肾或脊柱等。

八、诊断要点

(一)临床表现

重视症状及病史询问,有性接触性出血、白带增多或混有血丝常为子宫颈癌的早期表现之一。晚期可表现为异常阴道排液或不规则出血,下腹或腰骶部疼痛,病情进而加重者,可伴尿频、尿急、尿痛等泌尿系统症状。

(二)体征及辅助检查

(1)妇科检查可见子宫颈呈糜烂状、溃疡型或菜花样,组织硬而脆,触之易出血。强调妇科检查的重要性,尤其重视三合诊检查,以利于正确评估宫旁情况,指导正确的临床分期。

(2)子宫颈活检是确诊子宫颈癌的"金标准"。对于临床检查高度可疑为子宫颈癌者,可直接行子宫颈多点活检,疑似患者可行阴道镜检查并于镜下可疑部位多点活检,以提高诊断的准确性。

(3)一旦病理确诊为子宫颈癌,不计其临床分期,均应进行影像学评估,包括盆、腹腔 CT 检查、胸部平片或 CT 检查,以及鳞状细胞癌抗原检查,切忌仅依据一项病理学诊断而盲目决定治疗原则。值得注意的是,如果患者有泌尿系统或肠道症状,推荐进行膀胱镜或直肠镜检查。

九、鉴别诊断

(一)慢性子宫颈炎

早期子宫颈癌与慢性子宫颈炎有相似的症状及体征。

(二)子宫颈结核

子宫颈结核表现为不规则阴道流血和白带增多,局部见多个溃疡,甚至菜花样赘生物。

(三)子宫颈乳头状瘤

子宫颈乳头状瘤为良性病变,多见于妊娠期,表现为接触性出血和白带增多,外观乳头状或菜花状。

(四)子宫内膜异位症

子宫颈有多个息肉样病变,甚至累及穹隆。

最可靠的诊断方法是做子宫颈和子宫颈管的活检,经病理确诊。

十、治疗原则

子宫颈癌主要的治疗方法有手术和放射治疗,近年来化学治疗日益受到重视。早期患者一般采用单一治疗,而中、晚期患者强调综合治疗。

(一)I_{A1}期的治疗

针对患者个性化特点及要求采用不同的治疗策略。年轻有生育要求者,子宫颈锥切也是该期的一个治疗选择。已完成生育者,推荐经腹、经阴道或腹腔镜下筋膜外全子宫切除术。选择子宫颈锥切手术者,术后 3 个月、6 个月随访追踪细胞学和阴道镜检查,并行子宫颈管搔刮术,两次阴性后每年检查 1 次。

(二)I_{A2}期的治疗

对要求保留生育功能者,可选择子宫颈锥切/子宫颈广泛切除＋盆腔淋巴结清扫术;无须保留生育功能者,可行次广泛子宫切除＋盆腔淋巴结清扫术。选择子宫颈锥型切除手术者,术后 3～6 个月 1 次细胞学检查和阴道镜检查,2 年后每半年 1 次。

(三)I_{B1}～II_{A1}期的治疗

采用手术加或不加辅助治疗,或者初始就采用放射治疗,疗效相当,但放射治疗患者的远期并发症偏高。标准的术式是经腹、腹腔镜或阴道广泛性子宫切除术和盆、腹腔淋巴结切除术。

(四)II_{A2}～II_B、III_B和IV_A期的治疗

该期子宫颈癌的标准治疗方案是同期放射治疗、化学治疗。标准的同期放射治疗包括盆腔外照射＋盆腔内近距离照射。

(五)IV_B期/远处转移的治疗

远处转移的患者约占 2％。目前尚没有随机试验对比化学治疗和最好的支持治疗对 IV_B 期患者的疗效,有一些证据表明同期放射治疗、化学治疗优于单纯化学治疗。远处转移患者的中位生存期约为 7 个月。

十一、诊疗注意事项

早期子宫颈癌预后较好,I_A 期患者 5 年生存率可达 95％以上,I_B 期为 80％～85％,II 期为 60％～70％,III 期以上仅为 14％～35％。因此,早发现、早诊断、早治疗是改善子宫颈癌预后的主要措施。

首先,要加强宣教,提高防治意识,使广大妇女自觉主动地定期接受子宫颈病变的筛查,做到及时发现和早期诊断;其次,恰当处理子宫颈病变,尤其强调CINⅡ/Ⅲ的处理要合乎规范,不可直接行子宫切除术,以避免意外发现子宫颈癌的发生;再次,重视妇科检查尤其是强调三合诊的检查,正确评估宫旁是否受累,做到准确分期以指导治疗方式的合理选择;最后,严格掌握不同分期子宫颈癌的治疗原则,做到规范化、个体化、个性化治疗原则,杜绝治疗的随意性,对于不具备诊治条件的医院或不具备诊疗技术的医师,尽量让患者到有条件的医院进行规范诊治。

十二、随访

随访时间:治疗后 1 个月行第 1 次随访,以后每隔 3 个月复查 1 次,直至术后 1 年;其后每 3～6 个月复查 1 次,连续 2 年;以后半年复查 1 次。病情变化时及时治疗。

(1)全身检查,注意浅表淋巴结,腹部情况,腹股沟淋巴结囊肿及水肿等。

(2)妇科检查,注意阴道残端/子宫颈有无复发,盆腔及宫旁有无异常。

(3)其他检查:三大常规、子宫颈鳞癌标志物、胸部 X 线检查、脱落细胞学检查、泌尿系统检查、超声检查,必要时行盆腔/腹腔 CT、MRI 或 PET-CT 检查。

第四节　外阴良性肿瘤

外阴良性肿瘤较少见,一般生长缓慢,无症状,包括上皮来源和中胚叶来源,偶有恶变。确诊靠病理组织学诊断,治疗多采用局部肿瘤切除。

一、外阴乳头状瘤

(一)概述

乳头状瘤较少见,以上皮增生为主的病变,有 2%～3% 的恶变率。

(二)临床表现

1.症状

中老年妇女多见,自述发现外阴肿物和瘙痒,小的肿瘤时有外阴不适感,大的乳头状瘤有摩擦感,因而可破溃、出血、感染。

2.体征

肿瘤呈软的带蒂类葡萄串状物或菜花状,突出于皮肤表面,表面有油脂。

(三)鉴别诊断

1.外阴皮脂腺囊肿

一般较小、较软,囊胞内含有臭味的黄色皮脂样物。活体组织病理检查可确诊。

2.外阴纤维瘤

质硬,表面光滑,呈分叶状,发生退变时可呈囊性,切面呈致密苍白色,有编织状结构。活体组织病理检查可确诊。

3.外阴癌

外阴多有瘙痒、破溃,较多渗出液及脓性分泌物,包块形状多不规则,基底界限不清,伴有转移灶症状。活体组织病理检查可确诊。

4.外阴皮脂腺腺瘤

外阴皮脂腺腺瘤多发生于小阴唇,较小,质地较硬。活体组织病理检查可确诊。

(四)诊断要点

依据典型的病史与临床表现可初步诊断,依靠活检或肿瘤切除后的病理检查,大多可以确诊。镜下可见复层鳞状上皮,上皮的钉突变粗并向真皮纤维结缔组织内伸展。

(五)治疗

以肿瘤局部切除为主,切除物送病理检查。

(六)注意事项

(1)尽量全部切尽,切除不尽,术后可复发。

(2)术中做冷冻切片,若有恶变,按外阴癌的手术原则处理。

二、外阴纤维瘤

(一)概述

外阴纤维瘤来源于外阴结缔组织,由成纤维细胞增生而成,是最常见的外阴良性肿瘤。

(二)临床表现

1.症状

本病多发生于生育期女性。多发生于大阴唇,一般为小的或中等大小肿瘤。

2.体征

多单发,色泽如正常皮肤或呈淡黄色,质硬、实性、带蒂球形或卵圆形,表明分叶不规则。

(三)鉴别诊断

1.外阴平滑肌瘤

外阴平滑肌瘤好发于阴蒂、大阴唇、小阴唇,一般为单发,外形呈圆形或椭圆形,表面光滑,质地偏硬,有包膜,活动好,活检可确诊。

2.外阴皮脂腺囊肿

一般较小、较软,囊胞内含有臭味的黄色皮脂样物,活体组织病理检查可确诊。

3.外阴硬化性苔藓

患者可有外阴皮肤发白表现,有瘙痒、干燥、灼热感等症状,病变开始在大阴唇或会阴部出现散在性扁平的白色丘疹,后逐渐融合,病变区皮肤萎缩而菲薄,严重者可致阴道口狭窄。

(四)诊断要点

结合临床表现及组织病理学可诊断,镜下见成熟的成纤维细胞和胶原纤维组成。

(五)治疗

行局部肿瘤切除。切除组织标本送病理检查,一般术后不再复发。

(六)注意事项

沿肿瘤基底部切除。

三、外阴平滑肌瘤

(一)概述

外阴平滑肌瘤好发于阴蒂、大阴唇、小阴唇,一般为单发,外形呈圆形或椭圆形,表面光滑,质地偏硬,有包膜,活动好。外阴平滑肌瘤多来源于外阴的平滑肌、毛囊的竖毛肌或血管的平滑肌。

(二)临床表现

1.症状

外阴下坠感,局部摩擦,活动受限,可继发感染、溃疡。

2.体征

外阴部实质性包块,其表面光滑、质硬,突出于外阴皮肤表面或呈蒂状赘生,边界清楚,可推动,无压痛。

(三)鉴别诊断

1.外阴皮脂腺囊肿

一般较小、较软,囊胞内含有臭味的黄色皮脂样物。活体组织病理检查可确诊。

2.外阴乳头状瘤

外阴乳头状瘤多见于老年妇女,呈乳头状突起或疣状突起。活体组织病理检查可确诊。

3.外阴纤维瘤

质硬,表面光滑,呈分叶状,发生退变时可呈囊性,切面呈致密苍白色,有编织状结构。活体组织病理检查可确诊。

4.外阴癌

外阴多有瘙痒、破溃,较多渗出液及脓性分泌物,包块形状多不规则,基底界限不清,伴有转移灶症状。活体组织病理检查可确诊。

5.外阴皮脂腺瘤

外阴皮脂腺瘤多发生于小阴唇,较小,质地较硬。活体组织病理检查可确诊。

(四)诊断要点

外阴部的肌瘤诊断比较容易,根据局部表现及病理检查,镜下见平滑肌细胞排列成束状,与胶原纤维束纵横交错或形成漩涡状结构,常伴退行性变。

(五)治疗

治疗原则为肌瘤摘除术。

四、外阴汗腺瘤

(一)概述

汗腺瘤多发生于大阴唇及会阴汗腺。由于小阴唇缺乏腺体,很少发生。多见于性发育成熟妇女。

(二)临床表现

1.症状

外阴发现硬结,少数可疼痛、刺痒、灼热等。

2.体征

界限清楚,隆起周围皮肤的结节,一般直径<1 cm。肿瘤与覆盖表面的薄层上皮黏着,但瘤体可推动。结节质地软硬不一,缓慢生长,无症状,伴感染时有发痒、疼痛症状。

(三)鉴别诊断

1.外阴萎缩性硬化性苔藓

外阴萎缩性硬化性苔藓多发生于 41～60 岁妇女,皮损呈象牙白色丘疹,融合成各种大小与形状的斑块,皮损周围呈紫色,境界清楚而有光泽,触诊较硬,外阴皮肤呈白、干、硬、粗糙。

2.外阴增生型营养不良

外阴增生型营养不良多发生于 40 岁以上妇女,常先在阴道黏膜、小阴唇内外侧、阴蒂,继而延及大阴唇内侧,显示灰白色斑块,表面角化、粗糙,伴有浸润肥厚,常具有瘙痒感。

3.浅表扩展性黑色素瘤

浅表扩展性黑色素瘤常见于背及小腿,皮损轻微隆起,可有黄褐色、棕黑色、粉红色、蓝灰色多种色泽变化。

(四)诊断要点

活检或肿瘤切除后的病理检查,镜下见分泌形柱状细胞下衬有一层肌上皮细胞,可确诊。

(五)治疗

治疗原则为先做活检,确诊后再行局部切除。

第五节　外阴及阴道恶性肿瘤

外阴及阴道恶性肿瘤少见,以鳞状细胞癌最常见,确诊依靠病理组织学检查。根据恶性肿瘤的病理类型、分期不同,采取手术、放射治疗及化学治疗的个体化治疗方法。

一、外阴鳞状细胞癌

(一)概述

外阴鳞状细胞癌是最常见的外阴恶性肿瘤,约占女性生殖道恶性肿瘤的5%。其中以原发性鳞状上皮癌为主,占90%,继发性恶性肿瘤少见。最常发生在大阴唇,其次是小阴唇、阴道前庭及阴蒂等处。

(二)临床表现

1.症状

外阴结节,常伴有疼痛及瘙痒。多数患者先有长期外阴瘙痒,多年后局部出现丘疹、外阴结节或小溃疡,经久不愈,有些伴有外阴白斑。当肿瘤邻近或侵犯尿道时,可出现尿频、尿痛、排尿烧灼感和排尿困难。

2.体征

溃疡或不规则的乳头状或菜花样肿块,病变部位常有脓血性分泌物。病灶还可扩大累及肛门、直肠和膀胱,一侧或双侧腹股沟可摸到质硬且固定不活动的肿大淋巴结。

3.辅助检查

细胞学、多普勒超声、CT、磁共振等检查。

4.转移途径

局部蔓延和淋巴结扩散为主,极少发生血行转移。

5.临床分期

外阴癌 FIGO 分期(2009 年)如下。

Ⅰ期:肿瘤局限于外阴,淋巴结未转移。

ⅠA期:肿瘤局限于外阴或会阴,最大径线≤2 cm,间质浸润深度≤1.0 mm。

ⅠB期:肿瘤局限于外阴或会阴,最大径线>2 cm,间质浸润深度最大径线>1.0 mm。

Ⅱ期:肿瘤侵犯下 1/3 尿道、下 1/3 阴道、肛门,无淋巴结转移。

Ⅲ期:肿瘤侵犯下 1/3 尿道、下 1/3 阴道、肛门,有腹股沟-股淋巴结转移。

ⅢA期:1 个淋巴结转移≥5 mm;或 1～2 个淋巴结转移<5 mm。

ⅢB期:2 个淋巴结转移≥5 mm;或≥3 个淋巴结转移<5 mm。

ⅢC期:阳性淋巴结伴囊外扩散。

Ⅳ期:肿瘤侵犯上 2/3 尿道、上 2/3 阴道或远处转移。

ⅣA期:肿瘤侵犯上尿道和/或阴道黏膜、膀胱黏膜、直肠黏膜;或固定于骨盆壁和/或腹股沟-股淋巴结出现固定或溃疡形成。

ⅣB期:任何大小的肿瘤出现远处转移,包括盆腔淋巴结转移。

(三)鉴别诊断

1.外阴结核

外阴部发生经久不愈的慢性溃疡,而身体其他部位有结核者,应疑诊为外阴结核,溃疡型初起为红色丘疹,或为一局限性小结节,但很快破溃形成溃疡,其边缘软、薄而不整齐。或呈较硬的椭圆状溃疡,溃疡基面凹凸不平,苍白色肉芽组织覆盖黄色干酪样物质。确诊主要依靠分泌物涂片找结核分枝杆菌或活检明确诊断。

2.湿疹样癌

该病好发于绝经后妇女,主要症状为顽固性外阴瘙痒和局部疼痛或烧灼感,典型病灶表现为外阴部隆起且边界清楚的红色湿疹状斑块,有白色痂皮覆盖,确诊依靠病理活检。镜下见在表皮深层有派杰细胞:细胞大,胞质丰富,呈透明空泡状。

(四)诊断要点

活检或肿瘤切除后的病理检查进行确诊。

(五)治疗

手术治疗为主,辅以放射治疗及化学药物综合治疗。

1.手术治疗

ⅠA期:局部病灶扩大切除,不需切除腹股沟淋巴结。

ⅠB期:广泛外阴切除+腹股沟淋巴结切除。

Ⅱ~Ⅲ期:广泛外阴切除+腹股沟淋巴结切除+受累脏器切除。

Ⅳ期:广泛外阴切除+双侧腹股沟及盆腔淋巴结切除+前盆腔/后盆腔廓清术。

2.放射治疗

由于外阴正常组织对放射线耐受差,仅属辅助治疗。常用于:①不能手术者。②术前局部照射,缩小癌灶再手术。③腹股沟淋巴结转移的补充治疗。④术后原发病灶的补充治疗:切缘阳性或接近切缘、脉管有癌栓。⑤复发癌。

3.化学治疗

化学治疗用于晚期癌及复发癌综合治疗,常用的化学治疗方案有单药顺铂与放射治疗同期进行。

(六)注意事项

(1)淋巴结转移与否对外阴癌预后判断最为重要,要求在病理报告中描述腹股沟淋巴结是否为阳性、阳性个数、大小及包膜是否完整或破裂。

(2)定期随访:术后第1年每1~2个月复查1次,第2年每3个月复查1次,3~4年每半年复查1次,5年及以后每年复查1次。

二、阴道癌

(一)概述

阴道癌最常发生于阴道后壁上1/3处。多数患者主诉绝经后少量不规则出血,恶臭分泌物和疼痛。直肠阴道三合诊检查可帮助了解有无黏膜下、阴道旁侵犯或直肠受累。

(二)临床表现

1.症状

(1)阴道不规则出血,性交后出血及绝经后出血。

(2)白带增多,甚至阴道有水样、血性分泌物伴有恶臭;可出现腰痛、腹痛,大小便障碍(尿频、尿血、尿痛及便血、便秘等);严重者可形成膀胱阴道瘘或直肠阴道瘘。

(3)晚期患者则可能出现肾功能障碍、贫血,如肺转移可出现咯血等。性交困难则是阴道肿瘤晚期的一个典型症状。

2.体征

阴道局部病灶以乳头状或菜花状最多见,其次为溃疡状或浸润型。

3.临床分期

0期:原位癌,上皮内瘤样病变3级。

Ⅰ期:肿瘤局限于阴道壁。

Ⅱ期:肿瘤已累及阴道旁组织,但未达骨盆壁。

Ⅲ期:肿瘤扩展至骨盆壁。

Ⅳ期:肿瘤范围超出真骨盆腔,或侵犯膀胱黏膜或直肠黏膜,但黏膜泡状水肿不列入此期。

Ⅳ$_A$期:肿瘤侵犯膀胱黏膜和/或直肠黏膜,和/或超出真骨盆。

Ⅳ$_B$期:扩展到远处器官。

(三)鉴别诊断

1.阴道尖锐湿疣

皮损初为小淡红色、暗红色或污灰色乳头状隆起,逐渐增大加多,倾向融合,或相互重叠,根部有蒂,表面凹凸不平,湿润柔软,呈乳头样、菜花样或蕈样突起,病理活检可确诊。

2.阴道的子宫内膜异位

该病常好发于穹隆部。其结节随月经次数增加而增大,周围呈炎症性浸润状,往往合并盆腔子宫内膜异位症。常有痛经或性交痛。阴道子宫内膜异位发生癌变时,在组织上必须看到正常的子宫内膜和子宫内膜腺癌之间的过渡形态。

3.前庭大腺恶性肿瘤

发生在接近阴道口侧壁的阴道平滑肌肉瘤与前庭大腺实性恶性肿瘤有时难以区别。可依据病理组织学检查作鉴别诊断。

(四)诊断要点

依据典型的病史与临床表现、活检或肿瘤切除后的病理检查,大多可以确诊。

(五)治疗

目前治疗浸润性阴道癌的方法主要是放射治疗和手术治疗,化学治疗仅作为综合治疗的一部分。

1.手术治疗

(1)肿瘤部位位于阴道上 1/3 的早期患者,手术步骤及方法与子宫颈癌相同。

(2)肿瘤仅位于阴道下 1/3 的早期患者,手术步骤及方法与外阴癌相同。

(3)肿瘤部位位于全阴道、阴道中段或病灶呈多中心的早期患者,采用腹-会阴联合术式,行全宫、全阴道切除加腹股沟、盆腔淋巴结清扫术。

(4)肿瘤侵犯尿道、膀胱或直肠而无远处转移者,酌情行前盆腔廓清术、后盆腔廓清术及全盆腔廓清术,同时行尿道或肠道改道手术。但这种手术创伤大,手术死亡率高。

2.放射治疗

放射治疗适用于 Ⅰ～Ⅳ 期患者,对大多数患者,放射治疗为首选的治疗方法。

3.化学治疗

单纯应用抗癌药物对治疗原发性阴道癌效果欠佳,仅作为辅助治疗。

(六)注意事项

定期随访:术后第 1 年内每 1～2 个月复查 1 次,第 2 年每 3 个月复查 1 次,3～4 年每半年复查 1 次,5 年及以后每年复查 1 次。

第五章

女性生殖系统性传播疾病

第一节 梅 毒

梅毒是由梅毒螺旋体引起的侵犯多系统的慢性性传播性疾病(STD)。梅毒螺旋体几乎可累及全身各器官,产生各种症状和体征,临床表现复杂,并可通过胎盘传染给胎儿,导致流产、早产、死产和先天梅毒,危害极大。

一、传播途径

(一)接触传播

接触传播是最主要的传播途径,占95%。未经治疗的患者在感染后1年内最具传染性,随病期延长,传染性越来越小,病期超过4年者基本无传染性。

(二)垂直传播

患梅毒的孕妇,即使病期超过4年,其梅毒螺旋体仍可通过妊娠期的胎盘感染胎儿,导致先天梅毒。新生儿也可在分娩通过软产道时受传染,但不属先天梅毒。

(三)其他途径传播

少数患者可因医源性途径、接吻、哺乳或接触污染衣物而感染;个别患者可通过输入有传染性梅毒患者的血液而感染。

二、临床分型及分期

根据传播途径不同,梅毒分为获得性梅毒(后天梅毒)及胎传梅毒(先天梅毒)。获得性梅毒根据病程分为早期梅毒和晚期梅毒。早期梅毒包括一期梅毒、二期梅毒及早期潜伏梅毒,病程在 2 年以内;晚期梅毒包括三期梅毒及晚期潜伏梅毒,病程在 2 年以上。

一期梅毒主要表现为硬下疳及硬化性淋巴结炎,一般无全身症状。二期梅毒主要表现为皮肤黏膜损害(如各种皮疹、扁平湿疣、梅毒性白斑、脱发等),典型的为皮肤梅毒疹。三期梅毒主要表现为永久性皮肤黏膜损害(如结节性梅毒疹、梅毒性树胶肿),并可侵犯多种组织器官(如骨梅毒、眼梅毒、心血管梅毒、神经梅毒等),严重者危及生命。

三、实验室检查

(一)病原学检查

通过暗视野显微镜或直接免疫荧光抗体检查早期梅毒病损处可见梅毒螺旋体。

(二)梅毒血清学检查

1.非梅毒螺旋体抗原试验

非梅毒螺旋体抗原试验包括性病研究实验室试验和快速血浆反应素环状卡片试验等,可行定性和定量检测。用于筛查及疗效观察和判定有无复发或再感染,缺乏特异性,确诊需进一步行梅毒螺旋体抗原试验。

2.梅毒螺旋体抗原试验

梅毒螺旋体抗原试验包括荧光密螺旋体抗体吸收试验、梅毒螺旋体颗粒凝集试验及梅毒螺旋体血凝试验等,具有快速、敏感、特异性强的特点,用于证实试验。

(三)脑脊液检查

脑脊液检查主要用于神经梅毒的诊断,患者脑脊液中白细胞计数$\geq 10 \times 10^6$/L,蛋白量>50 mg/d,性病研究实验室试验呈阳性。

四、诊断

诊断主要依据 STD 接触史、临床表现及实验室检查结果。若患者有 STD 接触史及典型的临床表现时为疑似病例,若同时血清学试验呈阳性或暗视野显微镜检查发现梅毒螺旋体则为确诊病例,若脑脊液检查呈阳性为神经梅毒。

五、治疗

以青霉素治疗为主,用药要尽早、足量、规范。在首剂治疗过程中由于大量梅毒螺旋体被杀灭,释放异性蛋白质,可能导致头痛、发热、肌肉痛等,称吉-海反应。

(一)早期梅毒(包括一期、二期梅毒及早期潜伏梅毒)

1.青霉素

苄星青霉素 $24×10^5$ U,分两侧臀部肌内注射,每周 1 次,共 2 次;或普鲁卡因青霉素 $8×10^5$ U,每天 1 次,肌内注射,连用 15 天。

2.青霉素过敏者

多西环素 100 mg,每天 2 次,连服 15 天;或盐酸四环素 500 mg,每天 4 次,连服 15 天;或阿奇霉素 0.5 g,每天 1 次,连服 15 天。

(二)晚期梅毒(包括三期皮肤、黏膜、骨骼梅毒,晚期潜伏梅毒)

1.青霉素

苄星青霉素 $24×10^5$ U,分两侧臀部肌内注射,每周 1 次,共 3 次,总量 $72×10^5$ U;或普鲁卡因青霉素 $8×10^5$ U,每天 1 次,肌内注射,连用 20 天。也可根据情况,2 周后进行第 2 个疗程。

2.青霉素过敏者

多西环素 100 mg,每天 2 次,连服 30 天;或盐酸四环素 500 mg,每天 4 次,连服 30 天。

(三)性伴侣的治疗

性伴侣应进行梅毒的检查及治疗,治疗期间禁止性生活。

六、随访

梅毒经充分治疗后,应定期随访 2～3 年。第 1 年每 3 个月随访 1 次,以后每半年随访 1 次,进行体格检查、血清学检查及影像学检查以考察疗效。若在治疗后 6 个月内梅毒的症状及体征持续存在或血清抗体滴度未下降 4 倍,应视为治疗失败或再感染,除需重新加倍治疗外,还应考虑做脑脊液检查,以观察有无神经梅毒。少数晚期梅毒血清非梅毒螺旋体抗体滴度低水平持续 3 年以上,可判断为血清固定。

七、妊娠合并梅毒

(一)梅毒与妊娠的相互影响

妊娠对梅毒的病程影响不大。梅毒对妊娠危害严重,梅毒螺旋体可以通过胎盘传染给胎儿。自妊娠 2 周起梅毒螺旋体即可感染胎儿,引起流产。妊娠

16～20周后梅毒螺旋体可通过感染胎盘播散到胎儿所有器官,引起死胎、死产、早产、低出生体重儿、先天梅毒等。先天梅毒早期表现为皮肤大疱、皮疹、鼻塞、肝脾大、淋巴结肿大等。

(二)筛查及诊断

对所有孕妇均应在首次产科检查时(妊娠前3个月)行血清学筛查,首先用上述两种血清学方法中的一种进行检查,若呈阳性,需立即进行另外一种方法进行验证;对妊娠20周后出现死胎者亦应行血清学筛查;对梅毒高危孕妇、梅毒高发区孕妇及孕早期梅毒呈阳性孕妇在孕晚期(孕28～32周)和分娩时均应再次筛查。妊娠期梅毒的诊断同非妊娠期。

(三)治疗原则

治疗方案与非妊娠期相同,以青霉素治疗为主。治疗有双重目的:一是治疗孕妇梅毒,二是预防或治疗先天梅毒。在孕早期治疗有可能避免胎儿感染,在孕中、晚期治疗可能使受感染胎儿在分娩前治愈。如孕妇梅毒血清学检查呈阳性,又不能排除梅毒时,尽管曾接受过抗梅毒治疗,为保护胎儿,应再次接受抗梅毒治疗。梅毒患者妊娠时,如果已经接受正规治疗和随诊,则无须再治疗。如果对上次治疗和随诊有疑问或此次检查发现有梅毒活动征象者,应再接受1个疗程的治疗。

青霉素治疗时注意监测和预防吉-海反应,在治疗前需要知情告知。妊娠期吉-海反应主要表现为发热、子宫收缩、胎动减少、胎心监护晚期暂时性胎心率减速等。对于妊娠晚期非螺旋体试验抗体高滴度的患者,抗梅毒治疗前口服泼尼松可减轻吉-海反应。

对青霉素过敏者,首选脱敏后应用青霉素治疗,脱敏无效时,可选用红霉素500 mg,每天4次,早期梅毒连服15天,晚期梅毒连服30天,且所生新生儿应用青霉素补治。四环素和多西环素孕妇禁用。

(四)妊娠期监测

妊娠期梅毒属高危妊娠。对梅毒孕妇在妊娠24～26周行超声检查,注意胎儿有无先天性梅毒征象,包括胎儿肝脾大、胃肠道梗阻、腹水、胎儿水肿、胎儿生长受限及胎盘增大变厚等,超声检查发现胎儿明显受累常常提示预后不良,未发现胎儿异常者无须终止妊娠。妊娠期梅毒治疗后,在分娩前应每个月行非螺旋体血清试验,抗体高滴度患者治疗后3个月如非螺旋体抗体滴度上升或未下降2个稀释度,应予以重复治疗。

(五)分娩期处理

妊娠期梅毒包括未治疗者,均非剖宫产指征,分娩方式根据产科指征确定。

(六)母乳喂养问题

分娩前已接受规范抗梅毒治疗,治疗反应良好,并且排除胎儿感染可以母乳喂养。

(七)新生儿处理

新生儿应做相关检查以确诊或排除先天梅毒,如妊娠期 24～26 周行超声检查、胎盘或脐带处显微镜检查、婴儿血清或脑脊液检查。

出现以下情况应诊断或高度怀疑先天梅毒:①先天性梅毒的临床症状和体征;②从病变部位、胎盘或脐带处找到梅毒螺旋体;③血清抗梅毒螺旋体 IgM 抗体(＋);④婴儿血非螺旋体试验抗体滴度较母血增高＞4 倍。

对诊断或高度怀疑先天性梅毒的患儿按先天梅毒治疗。可选用水剂青霉素,出生 7 天内,$0.5×10^5$ U/kg,每 12 小时 1 次,静脉滴注;出生 7 天后,$0.5×10^5$ U/kg,每 8 小时 1 次,静脉滴注,连续 10 天。或普鲁卡因青霉素 $0.5×10^5$ U/kg,每天 1 次,肌内注射,连用 10 天。

此外,对于妊娠期未治疗或未经充分治疗或治疗效果不满意或未用青霉素治疗或分娩前 4 周内治疗的梅毒孕妇所生的新生儿,均应进行青霉素治疗。治疗方案同先天性梅毒。

第二节 淋 病

淋病是由淋病奈瑟菌引起的泌尿生殖系统化脓性感染。淋病传染性强,潜伏期短,可导致多种并发症和后遗症。

一、传播途径

人是淋病奈瑟菌的唯一天然宿主,因此淋病患者和淋病奈瑟菌携带者是淋病的主要传染源。成人主要通过性接触传染,口交及肛交可导致淋菌性咽喉炎及淋菌性直肠炎,极少经间接传染。

二、发病机制

淋病奈瑟菌对柱状上皮及移行上皮有特殊的亲和力。淋病奈瑟菌感染后通过黏附于柱状上皮及移行上皮而被上皮细胞吞饮,在上皮细胞内大量繁殖,引起细胞损伤崩解,淋病奈瑟菌迁移至黏膜下层;与此同时,淋病奈瑟菌的脂多糖内毒素与补体结合,介导免疫反应能诱导中性粒细胞聚集和吞噬,引起局部急性炎症,出现充血、水肿、化脓和疼痛。

三、临床表现

潜伏期 1～10 天,平均 5 天。50%～70%妇女感染淋病奈瑟菌后无临床症状。淋病奈瑟菌感染最初好发于宫颈、尿道、前庭大腺等下泌尿生殖道,引起宫颈管黏膜炎、尿道炎、前庭大腺炎,也称为女性无并发症淋病。若无并发症淋病未经治疗,淋病奈瑟菌可上行感染引起子宫内膜炎、输卵管炎、输卵管积脓、盆腔腹膜炎、输卵管卵巢脓肿、盆腔脓肿等,导致淋菌性盆腔炎,称为女性有并发症淋病。10%～20%无并发症淋病可发展为有并发症淋病。若治疗不当,迁延不愈或反复发作,可导致不孕或输卵管妊娠。

四、诊断

根据不良性接触史、临床表现及实验室检查可做出诊断。实验室检查包括:①分泌物涂片检查可见中性粒细胞内有革兰阴性双球菌,检出率较低,美国 FDA 不建议采用。②核酸扩增试验(nucleic acid amplification test,NAAT),敏感性及特异性高,对无症状或有症状妇女,美国 FDA 推荐采用 NAAT 行淋病奈瑟菌检测或筛查。我国规定核酸检测应在通过相关机构认定的实验室开展。③淋病奈瑟菌培养,建议对治疗失败患者和对目前治疗方案行耐药性监测时采用培养法。

五、治疗

(一)药物治疗

治疗原则是及时、足量、规范应用抗生素。由于耐青霉素、四环素及喹诺酮的菌株增多,所以目前选用的抗生素以第三代头孢菌素为主。由于 40%淋病患者合并沙眼衣原体感染,可以同时应用抗衣原体感染药物,如阿奇霉素或多西环素。淋病治疗方案见表 5-1。

表 5-1 淋病治疗方案

无并发症淋病	头孢曲松钠 250 mg,单次肌内注射;或头孢噻肟 1 g,单次肌内注射,对不能接受头孢菌素者,可选用大观霉素 2 g(宫颈炎 4 g),单次肌内注射;可同时加用抗沙眼衣原体感染药物:阿奇霉素 1 g,顿服,或多西环素 100 mg,每天 2 次,连服 7 天
有并发症淋病	头孢曲松钠 500 mg,肌内注射,每天 1 次,连用 10 天;或大观霉素 2 g,肌内注射,每天 1 次,连用 10 天;同时加用甲硝唑 400 mg,口服,每天 2 次,连用 14 天和多西环素 100 mg,每天 2 次,连用 14 天

(二)性伴侣的治疗

在症状发作前或确诊前 60 天内与患者有过性接触的所有性伴侣均应作淋病奈瑟菌和沙眼衣原体的检查和治疗。如果患者最近一次性接触是在症状发作前或确诊前 60 天之前,则其最近一个性伴侣也应接受检查和治疗。患者及性伴侣治愈前禁止性交。对不能接受检查的性伴侣,提供抗淋病奈瑟菌及衣原体的药物。

六、随访

对于无并发症淋病患者治疗后无须进行随访。对治疗后症状持续存在者,应行淋病奈瑟菌培养及药物敏感试验,观察有无耐药。对于治疗失败重新治疗者或淋病合并妊娠者均应在治疗后 1 周内随诊并行淋病奈瑟菌培养。

七、淋病合并妊娠

(一)淋病与妊娠的相互影响

妊娠期盆腔供血增加及免疫功能改变可使播散性淋病增加。淋病对母儿的影响包括以下内容。

1.淋病对胎儿及新生儿的影响

妊娠期感染淋病奈瑟菌可引起胎儿窘迫、死胎、早产、低出生体重儿等。约 1/3 新生儿通过未治疗孕妇的软产道时接触污染的阴道分泌物感染淋病奈瑟菌,出现新生儿淋菌性眼炎,若治疗不及时,可发展成角膜溃疡、角膜穿孔而失明。

2.淋病对孕妇的影响

妊娠期感染淋病奈瑟菌可引起流产、胎膜早破、绒毛膜羊膜炎等,由于分娩时产道损伤、产妇抵抗力差,产褥期淋病奈瑟菌易扩散,引起产后子宫内膜炎、输卵管炎,严重者导致播散性淋病。

(二)妊娠期筛查及诊断

不建议对所有妊娠妇女行淋病奈瑟菌筛查,但对有高危因素(如年龄≤25岁的性活跃女性,多性伴或新性伴,淋病感染史、患其他STD工作者,吸毒者,无保护性交,淋病高发区等)的孕妇在首次产科检查时应行淋病奈瑟菌筛查,若孕晚期高危因素仍持续存在应再次筛查。妊娠期淋病诊断同非妊娠期。

(三)妊娠期治疗

治疗方案基本同非妊娠期。对不能耐受头孢菌素类者,可选用大观霉素4 g,单次肌内注射;或阿奇霉素2 g,顿服。忌用喹诺酮类或四环素类药物。哺乳期妇女也可应用头孢曲松钠。

(四)分娩期处理

妊娠期淋病包括未治疗者,均非剖宫产指征,可在分娩期及分娩后治疗孕妇及新生儿。

(五)新生儿处理

对所有淋病孕妇所生的新生儿应用0.5%红霉素眼膏预防淋菌性眼炎。若无红霉素眼膏,对有淋病奈瑟菌感染风险的婴幼儿(尤其是未经治疗的淋病孕妇),建议选用头孢曲松钠25~50 mg/kg,单次静脉注射或肌内注射,总剂量不超过125 mg,预防新生儿淋病。

第三节 尖 锐 湿 疣

尖锐湿疣是由人乳头瘤病毒(HPV)感染引起的鳞状上皮增生性疣状病变。目前发现HPV有100多个型别,其中50多个型别与生殖道感染有关,约90%的生殖道尖锐湿疣与低危型HPV6、HPV11有关。促使HPV感染的危险因素有过早性交、多个性伴侣、免疫力低下、高性激素水平、吸烟等。机体感染低危型HPV后,机体的免疫系统可清除HPV,只有少部分患者发生尖锐湿疣及低级别下生殖道鳞状上皮内病变。尖锐湿疣常与多种STD并存,如淋病、滴虫、梅毒、生殖道衣原体感染。

一、传播途径

主要经性交直接传播,也可通过污染的物品间接传播。尖锐湿疣患者的性伴侣中约 60% 发生 HPV 感染。

二、临床表现

潜伏期为 3 周至 8 个月,平均 3 个月。以 20~29 岁年轻妇女多见。临床症状常不明显,多以外阴赘生物就诊。病变以性交时容易受损伤的部位多见,如舟状窝附近、大小阴唇、肛门周围、阴道前庭、尿道口,也可累及阴道和宫颈。尖锐湿疣初起为散在或簇状增生的粉色或白色的顶端尖锐的小乳头状疣,随着疾病发展,病灶增大相互融合,可呈菜花状或鸡冠状。少数免疫力下降或妊娠期患者疣体可过度增生成为巨大型尖锐湿疣。

三、诊断

典型病例肉眼即可做出诊断,通常不推荐 HPV 检测。对体征不典型者,需进行辅助检查以确诊。常用的辅助检查方法有细胞学检查、醋酸试验、阴道镜检查及 HPV 核酸检测。诊断不明确、治疗效果差或有恶变倾向者,则需行活组织病理检查确诊。对外阴尖锐湿疣者,应仔细检查阴道及宫颈有无尖锐湿疣,50%~70% 外阴尖锐湿疣伴有阴道及宫颈尖锐湿疣。对于宫颈外生性疣状物,应进行宫颈细胞学检查或者活组织检查,以除外宫颈鳞状上皮内病变。

四、治疗

尚无根除 HPV 方法,治疗仅为祛除外生疣体,改善症状和体征。主要采用局部药物治疗、物理或手术治疗等,病灶较大者可行手术切除。并建议同时筛查其他 STD。

(一)局部药物治疗

可选用下列药物:①0.5% 足叶草毒素酊外用,每天 2 次,连用 3 天,停药 4 天为 1 个疗程,可用 4 个疗程。②50% 三氯醋酸外涂,每周 1 次,通过对蛋白的化学凝固作用破坏疣体。一般 1~3 次后病灶可消退,用药 6 次未愈应改用其他方法。③5% 咪喹莫特霜,每周 3 次,用药 6~10 小时后洗掉,可连用 16 周,疣体多在用药后 8~10 周脱落。④15% 茶多酚软膏外用,每天 3 次,疗程不超过 16 周,不推荐用于 HIV 感染者、免疫缺陷者、生殖器疱疹患者及孕妇。

(二)物理或手术治疗

物理治疗有微波、激光、冷冻、光动力。但冷冻治疗不适用于阴道尖锐湿疣的治疗。对数目多、面积广及对其他治疗失败的尖锐湿疣可用微波刀或手术切除。

（三）干扰素

干扰素具有抗病毒及调节免疫作用，仅用于辅助治疗。如 α 或 β-重组干扰素，局部或病灶内给药。

（四）性伴侣的治疗

WHO 推荐性伴侣应进行尖锐湿疣的检查，并告知患者尖锐湿疣具有传染性，推荐使用避孕套阻断传播途径。但目前也有学者认为避孕套在预防 HPV 感染中的作用不大。

（五）其他

若合并鳞状上皮内病变，尤其是宫颈上皮内病变，则根据组织学检查结果进行相应处理。

五、随访

尖锐湿疣治愈率较高，但各种治疗均有复发的可能，多在治疗后的 3 个月内复发，复发率为 20%～30%。治疗后需随访，评估患者治疗效果，以及是否需要进一步治疗或者改变治疗方案。对反复发作的顽固性尖锐湿疣，应及时取活检排除恶变。

六、尖锐湿疣合并妊娠

（一）尖锐湿疣与妊娠的相互影响

1.妊娠对尖锐湿疣的影响

由于妊娠期细胞免疫功能下降，类固醇激素水平增加，局部血液循环丰富，尖锐湿疣的临床表现更加明显，生长迅速，不但数目多、体积大，而且多区域、多形态，有时巨大尖锐湿疣可阻塞产道。产后尖锐湿疣迅速缩小，甚至自然消退。

2.尖锐湿疣对妊娠的影响

（1）尖锐湿疣对胎儿及新生儿的影响：HPV 感染的母亲所生新生儿可患喉乳头状瘤及眼结膜乳头状瘤，但其传播途径是经宫内感染、产道感染还是产后感染尚无定论，一般认为是通过母亲软产道时吞咽含 HPV 的羊水、血或分泌物而感染。

（2）尖锐湿疣对孕妇的影响：巨大尖锐湿疣可阻塞产道。此外，妊娠期尖锐湿疣组织脆弱，容易导致阴道分娩时大出血。

(二)妊娠期处理

虽然需要告知患尖锐湿疣的孕妇所分娩新生儿有发生喉乳头瘤的危险性，但若无其他原因，没有足够的理由建议患尖锐湿疣的孕妇终止妊娠。病灶较小者采用局部药物治疗，选用50％三氯醋酸外涂，因其不易被机体吸收，所以对胎儿无不良影响。禁用咪喹莫特、足叶草毒素酊、茶多酚软膏和干扰素。对病灶较大者，建议采用物理或手术治疗。

(三)分娩期处理

分娩期，若病灶较大阻塞产道或经阴道分娩可能导致大出血者应行剖宫产术。目前尚不清楚剖宫产能否预防婴幼儿呼吸道乳头状瘤的发生，因此妊娠合并尖锐湿疣不是剖宫产的指征。新生儿无窒息者，尽量不用器械清理呼吸道，以免损坏咽喉黏膜导致日后婴幼儿喉乳头瘤的发生，分娩后新生儿应彻底洗澡。

第四节　生殖器疱疹

生殖器疱疹是由单纯疱疹病毒（herpes simplex virus，HSV）感染引起的生殖器及肛门皮肤溃疡的STD，呈慢性反复发作。HSV属双链DNA病毒，分为HSV-1及HSV-2两个血清型。70％～90％原发性生殖器疱疹由HSV-2引起，由HSV-1引起者占10％～30％。复发性生殖器疱疹主要由HSV-2引起。

一、传播途径

本病主要通过性接触传播，生殖器疱疹患者、亚临床或无临床表现排毒者及不典型生殖器疱疹患者是主要传染源，有皮损表现者传染性强。HSV存在于皮损渗液、宫颈及阴道分泌物、精液、前列腺液中。

二、临床表现

患者可有原发性及复发性两种表现，无论原发性或复发性生殖器疱疹都主要表现为生殖器及肛门皮肤散在或簇集小水疱，破溃后形成糜烂或溃疡，伴有疼痛，随后结痂自愈。原发性生殖器疱疹的潜伏期为2～12天，平均6天，发病前可有发热、全身不适、头痛等全身症状，常伴腹股沟淋巴结肿痛。复发性生殖器疱疹首次复发多出现在原发性生殖器疱疹皮损消退后1～4个月，皮损一般于原部位出现,类似于原发性生殖器疱疹,但病情较轻,病程较短,一般无腹股沟淋巴结肿大及明显全身症状。发病前常有局部烧灼感、针刺感或感觉异常等前驱症状。

三、诊断

临床表现往往不典型,需依据实验室检查确诊。实验室检查包括以下几项。

(一)病毒培养

诊断 HSV 感染的"标准",但敏感度低。

(二)NAAT

NAAT 可提高诊断的敏感性并可进行分型。

(三)病毒抗原检测

从皮损处取标本,以单克隆抗体直接免疫荧光试验或酶联免疫吸附试验检测 HSV 抗原,是临床上常用的快速诊断方法。

(四)抗体检测

特异性血清学诊断试验可检测不同 HSV 型别的血清抗体,可用于复发性生殖器疱疹患者无皮损期的辅助诊断,也可用于对患者性伴侣的 HSV 感染状况的判断及不典型生殖器疱疹的辅助诊断。若血清中检出不同型别的 IgM 抗体,表明患者存在 HSV 近期感染,而 IgG 抗体持续存在的时间更长,其阳性则更能提示 HSV 曾经感染,尤其是对无明显皮损患者的辅助诊断。但不同试剂的敏感性和特异性相差较大,该试验检测结果目前不能作为确诊病例的依据。

四、治疗

生殖器疱疹为易复发疾病,尚无彻底治愈方法。治疗目的是减轻症状,缩短病程,减少 HSV 排放,控制其传染性。

(一)抗病毒治疗

以全身抗病毒药物为主。

1.原发性生殖器疱疹

阿昔洛韦 200 mg,每天 5 次;或伐昔洛韦 1 000 mg,每天 2 次;或泛昔洛韦 250 mg,每天 3 次。口服,连用 7～10 天。

2.复发性生殖器疱疹

最好在出现前驱症状或皮损出现 24 小时内开始治疗。阿昔洛韦 200 mg,每天 5 次;或伐昔洛韦 500 mg,每天 2 次;或泛昔洛韦 250 mg,每天 3 次。口服,连用 5 天。

3.频繁复发患者(1 年内复发 6 次以上)

为减少生殖器疱疹复发次数,可用抑制疗法。阿昔洛韦 400 mg,每天 2 次;或伐昔洛韦 500 mg,每天 1 次;或泛昔洛韦 250 mg,每天 2 次。这些药物需长期服用 4 个月至 1 年。

4.原发感染症状严重或皮损广泛患者

阿昔洛韦每天 5～10 mg/kg,每 8 小时 1 次,静脉滴注,连用 5～7 天或直至临床症状改善,随后改为口服抗病毒药物治疗至少 10 天。

(二)局部治疗

局部用药较口服用药疗效差,且可诱导耐药,因此不推荐使用。

五、治愈标准与随访

以患处疱疹损害完全消退,疼痛、感觉异常及淋巴结肿痛消失为治愈标准。虽易复发,但预后好。对无 HIV 感染或其他合并症者,治疗后一般无须随诊。

六、生殖器疱疹合并妊娠

(一)生殖器疱疹与妊娠的相互影响

妊娠对生殖器疱疹的影响:妊娠期免疫力降低,生殖器疱疹的易感性及复发频率增加。生殖器疱疹对妊娠的影响:胎儿或新生儿 HSV 感染的风险与生殖道感染状况、感染类型、损伤性产科操作及孕周有关。复发性生殖器疱疹由于母体的抗体可通过胎盘到达胎儿,可保护部分胎儿免受感染。妊娠早期原发性生殖器疱疹或妊娠期末复发性生殖器疱疹,胎儿及新生儿感染的概率极小(<1%);妊娠晚期原发性生殖器疱疹,胎儿感染的概率为 30%～50%。妊娠早、中期感染 HSV 可引起流产、胎儿畸形(小脑畸形、小眼球、视网膜发育不全)、死胎;妊娠晚期感染 HSV 可引起早产;新生儿感染 HSV 常在 5～7 天发病,35%感染局限在眼部或口腔出现疱疹;30%发生在中枢神经系统疾病,表现为脑膜炎、脊髓灰质炎;25%出现多个脏器损害表现,出现发热、黄疸、肝脾大;重者死亡率达50%～70%,幸存儿多有严重的神经系统后遗症。

(二)筛查及诊断

建议对有症状的孕妇进行 HSV 筛查。妊娠期生殖器疱疹的诊断同非妊娠期。

(三)妊娠期处理

处理的核心是预防孕期胎儿宫内感染和预防产时新生儿感染。

(1)对有 HSV 感染史者,应在孕早期进行评估;对无 HSV 感染史但其性伴侣患生殖器 HSV 感染者,应在孕前或孕早期行特定类型抗体血清学检测以了解孕期获得 HSV 感染的风险,并在孕 32～34 周时重复检测。

(2)妊娠早、中期感染 HSV,要权衡治疗利弊决定是否选用抗病毒药物阿昔洛韦,目前研究尚未发现阿昔洛韦有明显的致畸作用。

(3)妊娠晚期感染 HSV,对原发性生殖器疱疹病毒感染者,或对频繁发作的复发性生殖器疱疹者,妊娠≥36 周接近分娩时,亦应给予阿昔洛韦抗病毒治疗。

(四)分娩期处理

为防止新生儿感染,妊娠晚期(距分娩＜6 周)首次感染 HSV 者,应选择行剖宫产。对复发性生殖器疱疹,若分娩时有生殖器病损或有前驱症状或阴道分泌物检出病毒者并排除胎儿畸形后,在未破膜或破膜 4 小时内行剖宫产可降低新生儿 HSV 感染率,但若破膜时间超过 4 小时,剖宫产不能降低新生儿感染率。有 HSV 感染史但无生殖器病损的患者,不推荐行剖宫产。复发性疱疹是否需要行剖宫产尚有争议,但病程超过 1 周的复发性疱疹,且没有生殖器病损存在,可经阴道分娩。产科操作如人工破膜或产钳助产术可增加胎儿感染率。

(五)产褥期处理

若乳房没有活动性病损可以哺乳,但应严格洗手消毒。哺乳期可以应用阿昔洛韦或伐昔洛韦,这两种药物在乳汁中的浓度较低。

第六章

异 常 妊 娠

第一节　胎儿生长受限

一、概述

胎儿生长受限(fetal growth restriction,FGR)是指无法达到其应有生长潜力或生长速率缓慢的小于胎龄儿。小于胎龄儿是指出生体重低于同胎龄应有体重第 10 百分位数以下或低于其平均体重 2 个标准差的新生儿。

二、临床表现

(一)临床分型

(1)内因性匀称型 FGR:因胎儿在体重、头围和身长三方面生长均受限,故称匀称型。新生儿特点是头围与腹围均小于该孕龄正常值,常伴有脑神经发育障碍和小儿智力障碍。胎儿畸形发生率和围生儿死亡率高,预后不良。

(2)外因性非匀称型 FGR:妊娠早期胚胎发育正常,高危因素主要作用于妊娠中晚期。新生儿特点为发育不匀称,头大,体重低,营养不良,胎儿常有宫内慢性缺氧及代谢障碍,胎盘功能下降,使胎儿在分娩期对缺氧的耐受力下降,易导致新生儿脑神经受损和低血糖。

(3)外因性匀称型 FGR:为上述两型的混合型。高危因素作用于整个妊娠期,常见为缺乏重要生长因素。新生儿特点是体重、身长、头围均较小,有营养不良表现。各器官体积均小,尤以肝、脾为著,常有生长及智力障碍。

(二)辅助检查

(1)B 超检查:能明确胎儿大小,排除畸形,进行胎儿血流及子宫动脉血流检查。

（2）磁共振检查：必要时可行胎儿磁共振检查，以评估胎儿脑发育情况。

（3）染色体检查：通过羊水穿刺或脐血穿刺等方法进行染色体疾病诊断，排除胎儿染色体异常的可能。

三、诊断要点

密切监护胎儿生长发育情况是提高 FGR 诊断率及准确率的关键。因此，孕妇应在妊娠早期通过超声检查准确的判断胎龄。

（一）病史

有 FGR 的高危因素，孕妇体重、宫高、腹围增长慢等情况，应核对早期超声，准确评估胎龄。

（二）体征

通过测量孕妇体重、宫高、腹围的变化，推测胎儿大小，初步筛查 FGR。

（1）测量子宫底高度、腹围值：连续 3 周测量均在第 10 百分位数以下者，为筛选 FGR 指标，预测准确率达 85% 以上。

（2）计算胎儿发育指数：胎儿发育指数 = 子宫长度(cm) − 3 × (月份 + 1)，指数在 −3 和 +3 之间为正常，< −3 提示可能为 FGR。

（3）测量妊娠晚期孕妇体重：正常应为每周增加体重 0.5 kg。若体重增长停滞或增长缓慢，可能为 FGR。

（三）辅助检查

1.B 超检查

超声检查评估胎儿体重小于第 10 百分位数和胎儿腹围小于第 5 百分位数，是目前较为认可的诊断 FGR 的指标。采用上述两个指标评估胎儿大小，并且至少间隔 3 周复查 1 次，可有效降低 FGR 诊断的假阳性率。对有高危因素的孕妇，要从妊娠早期开始动态超声监测，包括系统超声检查（筛查胎儿畸形）、胎盘形态、羊水量、脐动脉血流阻力、胎儿生长发育指标等。

（1）胎儿头围与腹围比值：比值小于正常同孕周平均值的第 10 百分位数。

（2）测量胎儿双顶径：每周动态测量并观察其变化。具体监测指标：每周增长 < 2.0 mm，或每 3 周增长 < 4.0 mm，或每 4 周增长 < 6.0 mm，或妊娠晚期双顶径每周增长 < 1.7 mm。

2.彩色多普勒超声检查

特点是舒张末期血流缺失或反流。此外，测量子宫动脉的血流可以预测

FGR,尤其以子宫动脉血流动力学指标及切迹的意义更大。

3.实验室检查

如病原体检查、抗心磷脂抗体寻找致病原因,严重FGR要行胎儿染色体检查及遗传代谢性疾病的筛查。

胎儿电子监护和基于胎龄的生物物理评分也可以反映胎儿健康状况,但需注意无应激试验不应该作为FGR患者监测胎儿的唯一手段。

四、治疗

FGR的治疗原则是积极寻找病因,针对病因进行治疗。若病因不明确,则进行对照补充营养、改善胎盘循环治疗,加强胎儿监测,适时终止妊娠。

(一)妊娠期治疗

常见的补充营养、改善胎盘循环的方法有卧床休息、静脉营养等,但治疗效果欠佳。对于足月的生长受限,目前没有特殊的治疗来改善这种状况。

(1)一般治疗:建议孕妇左侧卧位,增加母体心排血量的同时,可能会增加胎盘血流量。

(2)静脉营养:静脉给予10%葡萄糖液500 mL加维生素C或能量合剂及氨基酸500 mL,7~10天为1个疗程。亦可口服氨基酸、铁剂、维生素类及微量元素。

(3)药物治疗:低分子肝素、阿司匹林用于抗磷脂抗体综合征的治疗,对FGR有效。丹参能促进细胞代谢,改善微循环,降低毛细血管通透性,有利于维持胎盘功能。硫酸镁能恢复胎盘正常的血流灌注。β-肾上腺素激动药能舒张血管,松弛子宫,改善子宫胎盘血流。

(4)胎儿宫内安危的监测:计数胎动、听胎心、胎盘功能监测、无应激试验、胎儿生物物理评分,以及胎儿血流监测如脐动脉彩色多普勒、大脑中动脉血流和静脉导管血流等。多普勒血流监测可以为终止妊娠提供最佳时机。

(二)产科处理

关键在于决定分娩时间和选择分娩方式。根据胎心监护、生化检查结果,综合评估胎儿宫内状况,了解子宫颈成熟度来决定。

1.终止妊娠的时机

需综合考虑FGR的病因、监测指标异常情况、孕周和当地新生儿重症监护的技术水平。妊娠34周前终止妊娠者,需促胎肺成熟;基层医院必要时考虑宫内转运。FGR的多普勒监测结果和其他产前监测结果均异常,考虑胎儿宫内严重缺氧,应及时终止妊娠。但对于 FGR 来说,单次多普勒结果异常并不足以决定是否分娩。FGR 在妊娠 32 周之前出现脐动脉舒张末期血流消失或反向运动,且合并静脉导管多普勒异常。当胎儿可以存活并完成促胎肺成熟治疗后,应建议终止妊娠,但必须慎重决定分娩方式。若 FGR 在妊娠 32 周前出现生长缓慢或停滞,需住院治疗,进行多普勒血流监测和其他产前监测;若生长发育停滞≥2 周,或产前监测出现明显异常(生物物理评分<6 分、胎心监护频繁异常),可考虑终止妊娠。FGR 的胎儿监测无明显异常;仅出现脐动脉舒张末期反向血流,可行期待治疗至≥32 周终止妊娠,仅出现脐动脉舒张末期血流消失可行期待治疗至≥34 周终止妊娠;仅出现脐动脉最大峰值血流速度/舒张末期血流速度升高或经颅多普勒检查异常可行期待治疗至≥37 周终止妊娠。期待治疗期间需加强胎心监护。

2.终止妊娠方式

(1)阴道分娩:FGR 的孕妇自然临产后,应尽快入院,持续胎儿电子监护。FGR 若脐动脉多普勒正常,或搏动指数异常但舒张末期血流存在,仍可以考虑引产,但可适当放宽剖宫产指征。若 FGR 足月,引产与否主要取决于分娩时的监测情况。

(2)剖宫产:若 FGR 已足月,剖宫产与否主要根据产科指征而定。单纯的 FGR 并不是剖宫产的绝对指征。若 FGR 伴有脐动脉舒张末期血流消失或反向流动,须剖宫产尽快终止妊娠。

3.产时处理

(1)产时监测:FGR 通常是胎盘功能不良的结果,这种状况可能因临产而加剧。疑诊 FGR 的孕妇应按高危孕妇进行产时监测。

(2)新生儿复苏:最好由新生儿科医师完成。此类新生儿分娩时缺氧和胎粪吸入综合征的风险增加,应尽快熟练地清理呼吸道并进行通气。严重生长受限新生儿对低体温特别敏感,也可能发展为其他代谢异常,如低血糖、红细胞增多和血液黏稠,要及时处理。此外,低出生体重儿发生多动症及其他神经障碍的风险增加,并且出生体重越低,风险越高。

五、注意事项

(1)FGR 需要与小于胎龄儿进行鉴别。

(2)超声动态监测生长指标及多普勒血流异常是诊断 FGR 的主要依据。

(3)由于 FGR 有胎儿染色体异常风险,建议进行产前诊断。

第二节 巨 大 胎 儿

一、概述

巨大胎儿是指胎儿体重达到或超过 4 000 g。巨大胎儿易发生相对头盆不称、产程延长及肩难产,从而导致软产道损伤、产后出血、产后感染等。新生儿肩难产易发生臂丛神经损伤、缺血缺氧性脑病等。围生儿死亡率增加。

二、临床表现

(一)病史、临床症状和体征

(1)病史及临床表现:孕妇有糖尿病、过期妊娠或巨大胎儿分娩史。妊娠晚期体重迅速增加,呼吸困难,腹部胀满。

(2)腹部检查:宫高>35 cm,腹围大,触诊胎体大、先露高浮,多有跨耻征阳性,胎心位置偏高。

(二)辅助检查

B超检查测量胎儿双顶径、股骨长、腹围及头围等各项生物指标。双顶径>10 cm时,需进一步测量胎儿肩径及胸径,若肩径及胸径大于头径,发生肩难产的概率增加。

三、诊断要点

(一)病史采集

孕妇有糖尿病、过期妊娠或巨大胎儿分娩史。

(二)体格检查

(1)妊娠晚期体重迅速增加,呼吸困难,腹部胀满。

(2)宫高+腹围>140 cm。

(3)体重>4 000 g。

(4)触诊胎体大。

(5)先露高浮,多有跨耻征阳性。

(6)胎心位置偏高。

(三)辅助检查

B超检查可帮助确诊。

四、治疗

(一)妊娠期

(1)孕期体重增长过快时,适当限制母亲体重增加,给予临床营养指导。

(2)有糖尿病者,应积极控制血糖至理想范围内。

(3)孕妇平均体重增长以 12.5 kg 为宜,根据孕前 BMI 因人而异(表 6-1),BMI＝体重 kg÷[(身高(m)×身高(m)]。

表 6-1　孕前 BMI 与孕期增重范围

BMI	孕期增重(kg)	每周增重(kg)
低(<18.5)	12.5～18.0	0.51
正常(18.5～24.9)	11.5～16.0	0.42
高(25.0～29.0)	7.5～11.5	0.28
肥胖(≥30.0)	5.0～9.0	0.22

(二)分娩期

尽可能准确估计胎儿体重,选择合适的分娩方式。正常女性骨盆、糖尿病孕妇估计胎儿体重≥4 000 g,或有头盆不称时应行剖宫产。无相对头盆不称者、估计胎儿体重≥4 000 g 而无糖尿病者,可经阴道试产,但需放宽剖宫产指征。当胎头达坐骨棘下 3 cm、宫口已开全时,可在较大的会阴侧切下产钳助产。应正确使用产钳助产。发生肩难产时,按照肩难产的处理方法协助胎肩娩出,产后常规软产道检查,预防产后出血及感染。

(三)新生儿处理

做好新生儿复苏工作,预防新生儿低血糖。

五、注意事项

(1)目前尚无准确估计胎儿大小的方法,超声估计巨大胎儿的准确性不确定,巨大胎儿只有在出生后才能确诊。但是当 B 超提示胎儿腹围≥36 cm,或双顶径≥9.8 cm,股骨长>7.8 cm,或查体提示宫高＋腹围≥140 cm 时,应高度疑诊巨大胎儿。

(2)BMI 偏大的人群,孕前应积极将体重调整至正常范围内,孕期需控制体重。

第三节 多胎妊娠

一次妊娠,宫腔内同时有两个或两个以上胎儿,称为多胎妊娠。多胎妊娠与家族史及辅助生育技术有关。近年来,多胎妊娠发生率升高,可能与人工辅助生殖技术广泛应用有关。多胎妊娠者较易出现妊娠期高血压疾病等并发症,孕产妇及围生儿死亡率增高。多胎妊娠以双胎最常见,本节主要讨论双胎妊娠。

一、分类

(一)双卵双胎

双卵双胎由两个卵子分别受精而成,占单卵双胎的 70%。胎儿的遗传基因不完全相同,性别和血型可以不同,外貌和指纹等表型不同。胎盘可为两个或一个,但胎盘的血液循环各自独立,胎儿分别位于自己的胎囊中,两胎囊之间的中隔由两层羊膜和两层绒毛膜组成,两层绒毛膜有时融合为一层。

(二)单卵双胎

单卵双胎由一个受精卵分裂而成,占单卵双胎的 30%,原因不明。胎儿的遗传基因完全相同,性别、血型、表型等也完全相同。根据受精卵分裂时间不同而形成双羊膜囊单绒毛膜单卵双胎、双羊膜囊双绒毛膜单卵双胎、单羊膜囊单绒毛膜单卵双胎以及极罕见的连体双胎四种类型,胎儿的畸形儿发生率相对较高。

二、临床表现及诊断

(一)病史及临床表现

多胎妊娠者多有双胎妊娠家族史或人工助孕史(如使用促排卵药、移植多个胚胎等),临床表现主要为早孕反应较重,中期妊娠后体重及腹部迅速增加、下肢水肿等压迫症状明显,妊娠晚期常有呼吸困难、心悸、行动不便等。

(二)产科检查

多胎妊娠者子宫大小超过同孕龄的单胎妊娠子宫,妊娠中晚期腹部可触及多个肢体和两个胎头。在子宫不同部位听到两个节律不同的胎心,两个胎心音之间间隔一个无音区或两个胎心率差异>10 次/分,产后检查胎盘、胎膜有助于判断双胎类型。

(三)超声检查

(1)妊娠早期在子宫内见到两个孕囊,两个原始心管搏动。

(2)判断双胎类型:胎儿性别不同可确诊双卵双胎;胎儿性别相同,应测量两个羊膜囊间隔厚度,间隔厚度达到或超过 2 mm,尤其是两个胎盘部位不同,提示双绒毛膜,间隔厚度<2 mm 则提示单绒毛膜。妊娠早期超声检测有助于确定绒毛膜性。

(3)筛查胎儿结构畸形。

(4)确定胎位。

三、并发症

(一)孕产妇并发症

1.妊娠期高血压疾病

妊娠期高血压疾病的发病率在 40%以上,发病早、程度重、易出现主要器官并发症。

2.妊娠期肝内胆汁淤积综合征

妊娠期肝内胆汁淤积综合征的发生率高于单胎妊娠,常伴随胎盘功能不良而导致围生儿死亡率升高。

3.贫血

贫血的发生率在 40%以上,与机体对铁及叶酸的需求量增加有关,可引起孕妇多系统损害以及胎儿生长发育障碍等。

4.羊水过多

羊水过多的发生率约 12%,多见于单卵双胎,尤其是双胎输血综合征、胎儿畸形胎膜早破。

5.胎膜早破

胎膜早破的发生率约为 14%,可能与宫腔压力增高有关。

6.胎盘早剥

胎盘早剥是双胎妊娠产前出血的主要原因,可能与妊娠期高血压疾病、羊水过多突然破膜、双胎之第一胎娩出后宫腔压力骤减相关。

7.宫缩乏力

宫缩乏力与子宫肌纤维过度伸展有关。

8.产后出血

产后出血与宫缩乏力及胎盘附着面积增大有关。

9.流产

多胎妊娠流产的发生率高于单胎妊娠,可能与畸形、胎盘发育异常、胎盘血供障碍、宫内溶剂相对狭窄有关。

(二)围生儿并发症

1.早产

早产的发生率约为50%,与胎膜早破、宫腔压力过高以及严重母儿并发症相关。

2.胎儿生长受限

一般认为,胎儿数量越多,胎儿生长受限越严重。胎儿生长受限可能与胎儿拥挤、胎盘占蜕膜面积相对较小有关。两胎儿大小不一致可能与胎盘血液灌注不均衡、双胎输血综合征以及一些胎儿畸形有关。应建立多胎妊娠胎儿生长发育生理曲线。

3.双胎输血综合征(TTTS)

双胎输血综合征见于双羊膜囊单绒毛膜单卵双胎,发生率为10%～20%。两个胎儿体重相差＞20%、血红蛋白相差＞50 g/L提示有双胎输血综合征可能。

4.脐带异常

脐带异常主要是脐带脱垂和脐带互相缠绕、扭转,后者常见于单羊膜囊双胎。

5.胎头碰撞和胎头交锁

胎头碰撞发生于两个胎儿均为头先露且同时入盆。胎头交锁发生于第一胎儿臀先露头未娩出,第二胎儿头先露头已入盆。

6.胎儿畸形

多胎妊娠发生胎儿畸形的概率是单胎妊娠的两倍,联体双胎、无心畸形等为单卵双胎特有畸形。

四、处理

(一)妊娠期处理

1.一般处理

注意休息和营养,预防贫血及妊娠期高血压疾病等。

2.预防早产

孕龄34周前出现产兆者应测量阴道后穹隆分泌物中的胎儿纤维连接蛋白及宫颈长度,胎儿纤维连接蛋白阳性且超声测量宫颈长度为3 cm以上者近期早产的可能性较大,应预防性使用宫缩抑制剂及糖皮质激素。

3.及时防治妊娠期并发症

注意血压、尿蛋白、血胆汁酸、肝功能等。

4.监护胎儿发育状况及胎位

动态超声及胎儿电子监测胎儿生长发育状况、宫内安危及胎位,若发现胎儿为致死性畸形,应及时人工终止妊娠,发现双胎输血综合征可在胎儿镜下激光凝固胎盘表面,可见血管吻合支,胎位异常一般不予处理。

5.终止妊娠指征

终止妊娠指征合并急性羊水过多,伴随明显的压迫症状、胎儿致死性畸形、孕妇严重并发症、预产期已到尚未临产、胎盘功能减退等。

(二)分娩期处理

1.阴道分娩注意事项

(1)保持体力。

(2)观察胎心变化。

(3)注意宫缩和产程进展。

(4)必要时行会阴后、侧切开术。

(5)第一个胎儿娩出后由助手扶正并固定第二个胎儿至纵产式。

(6)第一个胎儿娩出后立即钳夹脐带以预防胎儿失血或继续受血。

(7)第一胎儿娩出后15分钟仍无宫缩,可行人工破膜并静脉滴注催产素。

(8)一旦出现脐带脱垂、胎盘早剥等严重并发症,应立即行阴道助产,快速娩出第二胎儿。

2.剖宫产指征

(1)第一胎儿为肩先露或臀先露。

(2)孕龄26周以上的联体双胎。

(3)其他:同单胎妊娠。

3.积极防治产后出血

临产时备血,其余见产后出血。

第四节 胎儿窘迫

一、概述

胎儿窘迫是指胎儿在子宫内急性或慢性缺氧危及其健康和生命的综合症状。分为急性胎儿窘迫和慢性胎儿窘迫。

二、临床表现

(一)急性胎儿窘迫

急性胎儿窘迫主要发生于分娩期,多因脐带因素(如脱垂、绕颈、打结等)、胎盘早剥、宫缩过强且持续时间过长,以及产妇处于低血压、休克等而引起。

(1)产时胎心率异常。

(2)羊水胎粪污染:出现羊水胎粪污染时,如胎心监护正常,不需要进行特殊处理;如出现胎心监护异常,存在宫内缺氧情况,会引起胎粪吸入综合征,造成胎儿不良结果。

(3)胎动:缺氧初期先表现为胎动过频,继而转弱及次数减少,进而消失。

(4)酸中毒:现多采用出生后抽取新生儿脐动脉血进行血气分析来帮助诊断是否有代谢性酸中毒(pH<7.15)。

(二)慢性胎儿窘迫

慢性胎儿窘迫主要发生在妊娠晚期,常延续至临产并加重。多因妊娠期高血压疾病、慢性肾小球肾炎、糖尿病等所致。

(1)胎动减少或消失:胎动减少为胎儿缺氧的重要表现,应予以警惕。临床上胎动消失24小时后,胎心消失,故应注意,以免贻误抢救时机。胎动过频则往往是胎动消失的前驱症状,也应予以重视。

(2)产前胎心电子监护异常:胎心率异常提示有胎儿缺氧的可能。

(3)胎儿生物物理评分:≤4分提示胎儿窘迫,6分为胎儿可疑缺氧。

(4)脐动脉多普勒血流异常:脐血流值升高、舒张末期血流缺失或倒置。

三、治疗

(一)急性胎儿窘迫

应立即采取措施,改善胎儿缺氧状态。

（1）一般处理：左侧卧位，吸氧，纠正脱水、酸中毒、低血压及电解质紊乱。对于可疑急性胎儿窘迫者，行连续胎心监护。

（2）病因治疗：停用催产素，若为不协调子宫收缩过强，或因缩宫素使用不当引起宫缩过频、过强，应给予单次静脉或皮下注射特布他林，也可给予硫酸镁或其他 β 受体激动剂抑制宫缩。阴道检查可除外脐带脱垂并评估产程进展。

（3）尽快终止妊娠：如无法即刻阴道分娩，且有进行性胎儿缺氧和酸中毒的证据，一般干预后无法纠正者，均应尽快手术终止妊娠。宫口未开全或估计短时间内无法阴道分娩，应立即剖宫产。若宫口开全，双顶径已达到坐骨棘平面以下，应尽快阴道助产分娩。

（二）慢性胎儿窘迫

应针对病因，根据孕周、胎儿成熟度及胎儿缺氧程度处理。

（1）一般处理：胎动减少者，应进行全面检查以评估母儿状况，包括无应激试验和胎儿生物物理评分。左侧卧位，定时吸氧，每天 2～3 次，每次 30 分钟。积极治疗妊娠合并症及并发症。加强胎儿监护，注意胎动变化。

（2）期待治疗：孕周小，估计胎儿娩出后存活的可能性小，应尽量保守治疗以延长胎龄，同时促胎肺成熟，争取胎儿成熟后终止妊娠。

（3）终止妊娠：妊娠近足月或胎儿已成熟，胎动减少，胎盘功能进行性减退，胎心监护出现胎心基线异常伴基线波动异常，催产素激惹试验提示出现频繁晚期减速或重度变异减速，胎儿生物物理评分<4 分，均应剖宫产终止妊娠。

四、注意事项

（一）及时转诊

基层医院遇到慢性胎儿窘迫，特别是远离足月的慢性胎儿窘迫，应根据孕周，首先评估是否要转诊至新生儿重症监护水平较高的医院。

（二）充分沟通

对于孕周小，考虑分娩后无法存活的胎儿窘迫，同时孕妇及家人要求期待治疗时，不能保证新生儿存活及远期预后，要充分、反复告知保胎过程中的诸多风险并签字，同时联系转院到新生儿重症监护水平较高的医院。

第五节 死 胎

一、概述

妊娠 20 周后胎儿在子宫内的死亡称为死胎。死胎也包括胎儿在分娩过程中死亡的死产。

二、临床表现

(一)症状体征

孕妇自觉胎动消失,子宫不再继续增大,腹部检查显示子宫小于相应孕周,未闻及胎心。

(二)辅助检查

B 超检查显示胎心搏动消失。若胎儿死亡已久,可见颅骨重叠、颅板塌陷等。

三、诊断要点

(1)病史采集:孕妇自觉胎动消失,子宫不再继续增大。

(2)体格检查:腹部检查显示子宫小于相应孕周且未闻及胎心。

(3)辅助检查:B 超检查显示胎心搏动消失。

四、治疗

死胎一经确诊应尽早引产并尽力寻找病因。建议做尸体解剖及胎盘、脐带、胎膜病理检查,以及染色体检查,做好产后咨询。

常用的经阴道引产方式,包括羊膜腔内注射依沙吖啶引产、米非司酮加米索前列醇引产、缩宫素静脉滴注引产和水囊引产等。引产方法应综合判定,原则是尽量经阴道分娩,特殊情况下可行剖宫取胎术。

胎儿死亡 4 周尚未排出者,应做凝血功能检查。发生凝血功能障碍者,应当在按照弥散性血管内凝血(disseminated intravascular coagulation,DIC)处理原则积极处理的同时,选择适当时机引产。并积极预防产后出血和感染。

第六节 羊 水 过 多

一、概述

妊娠期间羊水量超过 2 000 mL 称羊水过多。发生率为 0.5%～1.0%。羊水量在数天内急剧增多,称为急性羊水过多;羊水量在数周内缓慢增多,称为慢性羊水过多。约 1/3 羊水过多的病因不明,但多数羊水过多可能与胎儿畸形及妊娠合并症、并发症有关。

二、临床表现

(一)症状、体征

(1)急性羊水过多:较少见。多发生在妊娠 20～24 周。孕妇腹部胀痛、腰酸、行动不便,呼吸困难甚至发绀,不能平卧。检查见腹部高度膨隆、皮肤张力大、变薄,腹壁下静脉扩张或外阴部静脉曲张及水肿;子宫大于妊娠月份、张力大,胎位检查不清,胎心音遥远或听不清。

(2)慢性羊水过多:较多见。多发生在妊娠晚期。压迫症状轻微或无症状,孕妇仅感腹部增大较快。检查见子宫张力大、子宫大小超过停经月份,液体震颤感明显,胎位可查清或不清,胎心音较遥远或听不清。

(二)辅助检查

1.B超检查

羊水指数(amniotic fluid index,AFI)≥25 cm;羊水最大暗区垂直深度≥8 cm。

2.羊水直接测量

破膜后及剖宫产时直接测量羊水,总羊水量>2 000 mL,可诊断为羊水过多。

3.其他检查

(1)胎儿疾病检查:羊水及母血甲胎蛋白检查、胎儿遗传学检查,如染色体检查。

(2)母体疾病检查:糖耐量试验、夫妇血型及抗体效价检测等。

三、诊断要点

根据病史、体征及辅助检查作出诊断,并尽可能确定病因。

(一)诊断标准

B超检查是产前诊断羊水过多的重要方法。

(1)AFI:AFI≥25 cm诊断羊水过多,其中25～35 cm为轻度羊水过多,36～45 cm为中度羊水过多,>45 cm为重度羊水过多。

(2)羊水最大暗区垂直深度:≥8 cm诊断羊水过多,其中羊水最大暗区垂直深度8～11 cm为轻度羊水过多,12～15 cm为中度羊水过多,>16 cm为重度羊水过多。

(3)羊水直接测量:破膜后直接测量羊水,总羊水量>2 000 mL可诊断为羊水过多。

(二)病因

羊水过多多数与下列因素有关,但仍有1/3患者原因不明,称为特发性羊水过多。

1.胎儿疾病检查

(1)羊水或母血甲胎蛋白测定:开放性神经管缺陷、上消化道闭锁时,羊水中甲胎蛋白明显增高。若羊水甲胎蛋白含量超过同期正常妊娠平均值3个标准差以上,或母血甲胎蛋白值超过同期正常妊娠平均值2个标准差以上,提示胎儿有开放性神经管缺陷的可能。

(2)胎儿遗传学检查:羊水细胞培养或采集胎儿脐血培养做染色体核型分析,或应用荧光原位杂交技术了解染色体数目、结构异常。

(3)胎儿病毒感染:应用聚合酶链反应技术检测胎儿是否感染细小病毒B19、梅毒、弓形虫、单纯疱疹病毒、风疹病毒、巨细胞病毒等。

(4)多胎妊娠:并发羊水过多是单胎妊娠的10倍,尤其是单卵双胎时一胎羊水过多应警惕双胎输血综合征、双胎反向动脉灌注序列征及双胎选择性生长不一致等。

(5)胎儿严重贫血:如夫妇携带地中海贫血基应进行检测,特别是高发地区。

2.母体疾病检查

夫妇血型检查及抗体效价测定、糖耐量试验。

(1)孕妇血型检查:胎儿水肿者应检查夫妇Rh血型和ABO血型或一些罕

见血型,排除母儿血型不合溶血引起的胎儿水肿。必要时检查地中海贫血。

（2）孕妇血糖检查:尤其慢性羊水过多者,应做糖耐量试验了解有无妊娠期糖尿病。对于早期检查正常,晚期发生羊水过多者,必要时再次做糖耐量试验。

四、治疗

(一)羊水过多的处理

处理方式主要取决于患者是否合并胎儿畸形及妊娠并发症,应遵循个体化原则。

1.胎儿畸形

确诊后酌情终止妊娠,建议阴道分娩。

2.正常胎儿

（1）孕周<34周,胎肺不成熟:①寻找病因,动态监测羊水指数。②羊膜穿刺减压。③前列腺素合成酶抑制剂:临床应用少。④促肺成熟:地塞米松 6 mg,每 12 小时 1 次,共 4 次肌内注射或羊膜腔内注入地塞米松 10 mg,自觉症状严重、胎儿生后有存活能力,促胎肺成熟后 24～48 小时终止妊娠。

（2）孕周<34周,胎肺已成熟:①自觉症状严重者,终止妊娠。②无明显自觉症状者,继续严密监测。

(二)母儿病情监测

（1）监测原发病发展情况。

（2）每周复查 AFI 及监测胎儿生长情况。

（3）监测胎动,重视有无胎动异常。

（4）行电子胎心监护,胎儿生物物理相评分。

(三)分娩期处理

（1）自然临产后,尽早高位人工破膜,缓慢使羊水流出,防止脐带脱垂和胎盘早剥。

（2）若破膜后宫缩乏力,可给予 0.5% 缩宫素静脉滴注,增强宫缩,密切观察产程进展。

（3）胎儿娩出后应及时应用宫缩剂,预防产后出血。必要时可应用强宫缩剂,如前列腺素类制剂。

五、注意事项

（1）羊水过多与胎儿畸形、多胎妊娠、妊娠期糖尿病等因素有关,B 超检查是诊断羊水过多的重要手段。

（2）治疗主要根据胎儿有无畸形及孕周、孕妇压迫症状的严重程度而定。

（3）对羊水过多合并正常胎儿且自觉症状严重的孕妇，可经腹羊膜腔穿刺适量放出羊水缓解压迫症状。

（4）医患沟通中强调寻找病因的重要性，针对病因进行治疗，特别是羊水过多合并胎儿畸形时；治疗过程中评估胎儿在宫内和出生时的风险，决定终止妊娠时机和方式。

第七节　羊　水　过　少

一、概述

妊娠晚期羊水量少于 300 mL 称为羊水过少。发生率为 0.4%～4.0%。主要与羊水产生减少或外漏增加有关。羊水过少是胎儿危险的重要信号，羊水过少者易发生胎儿窘迫、新生儿窒息。常见原因有胎儿畸形、胎盘功能减退、羊膜病变、孕妇脱水、血容量不足等。部分羊水过少原因不明。

二、临床表现

（一）症状与体征

临床表现多不典型，症状各异。

（1）症状：羊水过少伴胎盘功能减退者常有胎动减少，胎儿宫内生长受限者有子宫紧裹胎儿感。

（2）体征：腹部检查发现宫高、腹围较小，子宫敏感性高，轻微刺激易引发宫缩。临产后阵痛明显，且宫缩多不协调。阴道检查时发现前羊膜囊不明显，胎膜与胎儿先露部紧贴。人工破膜时发现羊水极少。

（二）辅助检查

（1）B超检查：AFI≤5 cm；羊水最大暗区垂直深度≤2 cm。

（2）羊水直接测量：阴道分娩破膜后及剖宫产时直接测量羊水量，总羊水量＜300 mL，可诊断为羊水过少。

（3）其他检查：电子胎心监护，胎儿遗传学检测如染色体检查。

三、诊断要点

根据病史、体征及辅助检查作出诊断,并尽可能确定病因。

(一)诊断标准

B超检查是产前诊断羊水过少的主要方法。

(1)AFI:是指以脐横线与腹白线为标志,将腹部分为4个象限,各象限最大羊水暗区垂直径之和。AFI≤5 cm诊断羊水过少。

(2)羊水最大暗区垂直深度:羊水最大暗区垂直深度≤2 cm诊断羊水过少,羊水最大暗区垂直深度≤1 cm诊断严重羊水过少。

(3)羊水直接测量:破膜后直接测量羊水,总羊水量<300 mL,可诊断为羊水过少。

(二)病因

(1)胎儿疾病检查。①B超:及时发现胎儿生长受限,排除胎儿畸形。胎儿泌尿系统发育异常,如肾缺如、肾发育不全、输尿管或尿道梗阻等以致无尿或尿液不能排入羊膜腔引起羊水过少。胎肺发育不全也可引起羊水过少。②胎儿遗传学检查:羊水细胞培养或采集胎儿脐血培养做染色体核型分析,或应用荧光原位杂交技术了解染色体数目、结构异常。③电子胎心监护:无应激试验可呈无反应型。④胎盘功能检查:血/尿雌三醇、胎盘生乳素检测,但临床应用较少。电镜检查发现羊膜退行性病变与羊水过少关系密切。

(2)母体疾病检查。①胎膜早破;②妊娠期高血压疾病,胎盘功能减退;③孕妇脱水、血容量不足,服用某些药物如前列腺素合成酶抑制剂、血管紧张素转化酶抑制剂。

四、治疗

(一)根据是否合并胎儿畸形决定患者的下一步处理

处理应遵循个体化原则。

1.胎儿畸形

酌情终止妊娠,建议阴道分娩。

2.正常胎儿

(1)孕周<34周,胎肺不成熟:①AFI 5~8 cm的孕妇,超声动态监测病情变化,暂无特殊处理。②期待治疗:可能降低胎儿宫内受压综合征的发生风险,包括经腹羊膜腔输液和经子宫颈羊膜腔输液。但临床应用较少。③促肺成熟:地塞米松6 mg,每12小时1次,共4次肌内注射。

(2)孕周≥34周,胎肺已成熟:终止妊娠。

(二)母儿病情监测

(1)监测原发病发展情况。

(2)每周复查羊水指数及监测胎儿生长情况。

(3)监测胎动,重视有无胎动异常。

(4)行电子胎心监护,胎儿生物物理相评分。

(三)终止妊娠时机及方式:强调个体化原则。

(1)妊娠已足月、胎儿出生后可存活者,及时终止妊娠。

(2)妊娠足月合并严重胎盘功能不良、胎儿窘迫或破膜时羊水少且粪染严重者,估计短时间内不能经阴道分娩者,应行剖宫产术。

(3)胎儿贮备力尚好,子宫颈成熟者,可在密切监护下行缩宫素引产。产程中动态监测胎心变化,观察羊水性状。

五、注意事项

(1)孕妇宫高及腹围小于孕龄、胎动减少、胎动时伴有腹痛或腹部不适时应警惕羊水过少的可能。

(2)羊水过少与胎儿畸形及妊娠合并症或并发症所致胎盘功能减退等因素有关,是胎儿危险的重要信号。妊娠晚期羊水过少应警惕胎儿缺氧。

(3)B超检查是产前诊断羊水过少的主要方法,且能较早地发现胎儿生长受限及有无胎儿畸形。

(4)医患沟通中告知患者羊水过少时围生儿发病率和死亡率明显增高。强调自我监测胎动、动态监测羊水指数的重要性。治疗过程中根据胎儿有无畸形、孕周及羊水量,评估胎儿在宫内和出生时风险,决定终止妊娠的时机和方式。

第八节 脐带异常

一、脐带先露和脐带脱垂

(一)概述

胎膜未破时脐带位于胎先露部前方或一侧称为脐带先露,也称隐性脐带脱垂。胎膜破裂后,脐带脱出于子宫颈口外,降至阴道甚至外阴,称为脐带脱垂。脐带脱垂是导致围生儿死亡的重要原因,发生率为 0.1%～0.6%。导致脐带脱垂的主要原因是胎位不正、多次分娩、胎膜早破、羊水过多、产科干预等因素,脐带脱垂导致的胎儿不良结局包括早产、死产、新生儿窒息甚至新生儿死亡。

(二)临床表现

1.症状与体征

(1)症状:脐带脱垂时如果脐带受压不严重,临床上无明显异常;若脐带受压严重,可出现胎心率变快、变慢,胎儿循环受阻时间过长(超过 7 分钟)可导致胎死宫内。

(2)体征:阴道检查或肛门检查可在胎先露部旁侧或前方触及有搏动的条索状物。

2.辅助检查

B 超及彩色多普勒超声检查有助于明确诊断。在胎先露部旁侧或前方找到脐血流声像图可确诊。

(三)诊断要点

注意高危因素及临床表现,显性脐带脱垂阴道检查即可诊断,隐性者需借助超声检查。

1.诊断标准

(1)可疑脐带先露:胎膜未破时,胎动及宫缩后胎心突然变慢,通过改变体位、上推胎先露部及抬高臀部后迅速恢复。

(2)确诊脐带先露或脐带脱垂。①阴道检查:可在胎先露部旁侧或前方,以及阴道内触及脐带,或脐带脱出于外阴。②B 超检查:可在胎先露部旁侧或前方找到脐血流声像图。

2.病因

(1)胎头未衔接,如头盆不称、胎头入盆困难。

(2)胎位异常,如臀先露、肩先露、枕后位。

(3)胎儿过小或羊水过多。

(4)脐带过长、脐带附着异常或低置胎盘。

(四)治疗

1.脐带脱垂的产前评估

(1)胎产式异常的孕妇可在妊娠 37 周后入院,一旦出现分娩先兆或怀疑出现胎膜破裂时,应视为紧急情况紧急处理。臀先露的足月孕妇选择阴道试产时,可行超声检查排除脐带先露的存在。

(2)非头先露及出现未足月胎膜早破的孕妇,应住院防止脐带脱垂的发生。

2.人工破膜与脐带脱垂

胎先露未固定或先露位置较高时,应尽量避免人工破膜。如需人工破膜时,需要注意:①掌握人工破膜的指征。②破膜前尽可能通过阴道检查或超声排除脐带先露的存在,如发现脐带低于胎先露,则应避免人工破膜。③破膜应在预计宫缩即将开始时进行,破膜后宫缩可促使胎头下降,降低脐带脱垂的风险。④高位破膜时,应将手留置于阴道内等候1~2次宫缩,控制羊水流出速度的同时确定有无脐带脱垂。一旦发生脐带脱垂,可及时处理。⑤不能随意上推胎头。

3.脐带脱垂的处理

(1)妊娠23~24^{+6}周脐带脱垂的处理:告知孕妇可选择继续妊娠或终止妊娠,详细告知患者利弊后可进行期待治疗。

(2)孕妇未临产的处理:①不建议行脱垂脐带的还纳术,尽量减少对阴道外脱垂脐带的操作。②可用人工操作或者充盈膀胱等提高胎先露位置的方法预防脐带压迫。③保胎治疗时可采用膝胸位或侧卧位(同时保持头低臀高位)。

(3)已临产的处理。①宫口未开全:存在可疑性或病理性胎心率异常,应尽快剖宫产。②宫口开全:预计可以短时间阴道分娩者,尝试阴道分娩。呼叫、麻醉医师和新生儿医师共同参与抢救工作。

(五)注意事项

(1)脐带脱垂是一种严重威胁胎儿生命的并发症,应注重预防。

(2)胎位异常和胎膜早破是脐带脱垂的高危因素,应注意先露与脐带的关系,防止脐带脱垂发生。

(3)对已确诊脐带脱垂且胎儿有存活能力者,减轻脐带压迫的同时立即终止妊娠。

(4)医患沟通中强调脐带脱垂严重威胁胎儿生命,且产前超声检查不能预测其发生的可能性。对于存在脐带脱垂的危险因素者,应及时到上级医院就诊。

二、其他脐带异常

脐带是胎儿和母体进行气体和物质交换的唯一通道。若脐带发生异常,可使胎儿血供受限或受阻,危及胎儿。

（一）脐带过短

（1）脐带过短指脐带短于 30 cm。

（2）临床特点：临产后可能出现胎儿窘迫，甚至胎盘早剥；也可影响胎先露下降，引起产程尤其是第二产程延长。

（3）处理：临产后疑有脐带过短，应头低臀高位并吸氧，胎心仍无改善则尽快行剖宫产术。

（二）脐带过长

（1）脐带过长指脐带长度超过 100 cm。

（2）临床表现：易造成脐带缠绕、打结、脱垂及受压等，影响胎儿安危。

（三）脐带缠绕

（1）脐带缠绕指脐带围绕胎儿颈部、四肢或躯干。约 90% 为脐带绕颈，以绕颈 1 周者居多，占分娩总数的 20% 左右。

（2）临床特点：与脐带缠绕的松紧、缠绕周数及脐带长短有关。①先露部下降受阻，可使产程延长或停滞；②胎儿窘迫；③胎心率变异；④脐带血流异常。

注意事项：①脐带异常影响胎儿安危，特别是脐带脱垂可导致胎儿不良结局，包括早产、死产、新生儿窒息甚至新生儿死亡。②脐带帆状附着时应警惕前置血管。③单脐动脉是胎儿染色体异常指标之一，应予以重视。④医患沟通中应指出脐带异常一般无特殊临床表现，且并非所有脐带异常均可经超声检出。脐带异常可通过影响胎儿血液供应引起胎儿缺氧，从而危及胎儿生命。

第七章

异 常 分 娩

第一节 胎 位 异 常

胎位异常是造成难产的常见因素之一。分娩时枕前位约占 90%，而胎位异常约占 10%。其中胎头位置异常居多，有因胎头在骨盆内旋转受阻的持续性枕横位、持续性枕后位，有因胎头俯屈不良呈不同程度仰伸的面先露、额先露，还有高直位、前不均倾位等，总计占 6%～7%；胎产式异常的臀先露占 3%～4%，肩先露极少见。此外还有复合先露。

一、持续性枕横位

在分娩过程中，胎头以枕后位或枕横位衔接，在下降过程中，强有力的宫缩多能使胎头向前转 135°或 90°，转成枕前位而自然分娩。如胎头持续不能转向前方，直至分娩后期仍然位于母体骨盆的后方或侧方，致使发生难产，称为持续性枕横位（persistent occipito transverse position，POTP）或持续性枕后位（persistent occipito posterior position，POPP）（图 7-1）。

(一)原因

1.骨盆狭窄

男人型骨盆或类人猿型骨盆，其特点是入口平面前半部较狭窄，后半部较宽大，胎头较容易以枕后位或枕横位衔接，又常伴中骨盆狭窄，影响胎头在中骨盆平面向前旋转，致使胎儿成为持续性枕后位或持续性枕横位。

2.胎头俯屈不良

如胎头以枕后位衔接，胎儿脊柱与母体脊柱接近，不利于胎头俯屈，胎头前囟成为胎头下降的最低部位，而最低点又常转向骨盆前方，当前囟转至前方或侧方时,胎头枕部转至后方或侧方,形成持续性枕后位或持续性枕横位。

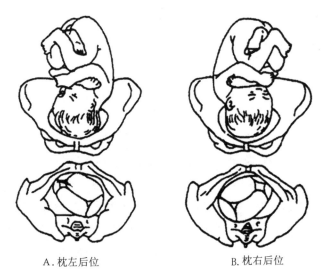

A.枕左后位　　　　　　　　　　B.枕右后位

图 7-1　持续性枕后位

(二)诊断

1.临床表现

临产后,胎头衔接较晚或俯屈不良,由于枕后位的胎先露部不易紧贴宫颈和子宫下段,常导致宫缩乏力及宫颈扩张较慢;因枕骨持续位于骨盆后方压迫直肠,产妇自觉肛门坠胀及排便感,致使宫口尚未开全时,过早使用腹压,容易导致宫颈前唇水肿和产妇疲劳,影响产程进展,常导致第二产程延长。

2.腹部检查

头位胎背偏向母体的后方或侧方,母体腹部的 2/3 被胎体占有,而胎儿肢体占 1/3 者为枕前位,胎体占 1/3 而肢体占 2/3 者为枕后位。

3.阴道(肛门)检查

宫颈部分扩张或开全时,产妇感到盆腔后部空虚,胎头矢状缝位于骨盆斜径上,前囟在骨盆右前方,后囟(枕部)在骨盆左后方为枕左后位,反之为枕右后位;当发现产瘤(胎头水肿)、颅骨重叠,囟门触不清时,需借助胎儿耳郭、耳屏位置及方向判定胎位。如耳郭朝向骨盆后方,则可诊断为枕后位;如耳郭朝向骨盆侧方,则为枕横位。

4.B超检查

根据胎头颜面及枕部的位置,可以准确探清胎头位置以明确诊断。

(三)分娩机制

胎头多以枕横位或枕后位衔接。如在分娩过程中胎头不能转成枕前位,可有以下两种分娩机制。

1.枕左后(枕右后)

胎头枕部到达中骨盆,向后行45°内旋转,使矢状缝与骨盆前后径一致,胎儿枕部朝向骶骨成枕后位。其分娩方式有两种。

(1)胎头俯屈较好:当胎头继续下降至前囟,抵达耻骨弓下时,以前囟为支点,胎头俯屈,使顶部和枕部自会阴前缘娩出,继之胎头仰伸,相继由耻骨联合下娩出额、鼻、口、颏,此种分娩方式为枕后位经阴道分娩最常见的方式(图7-2A)。

(2)胎头俯屈不良:当鼻根出现在耻骨联合下缘时,以鼻根为支点,胎头先俯屈,从会阴前缘娩出前囟、顶及枕部,然后胎头仰伸,使鼻、口、颏部相继由耻骨联合下娩出(图7-2B)。因胎头以较大的枕额周径旋转,胎儿娩出困难,多需手术助产。

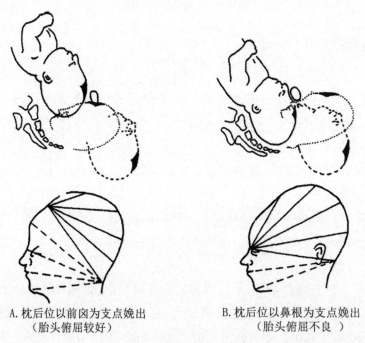

A.枕后位以前囟为支点娩出
(胎头俯屈较好)

B.枕后位以鼻根为支点娩出
(胎头俯屈不良)

图7-2 枕后位分娩机制

2.枕横位

部分枕横位于下降过程中无内旋转动作,或枕后位的胎头枕部仅向前旋转45°成为持续性枕横位,多数需徒手将胎头转成枕前位后自然或助产娩出。

(四)对母儿的影响

1.对产妇的影响

持续性枕横位常继发宫缩乏力,产程延长,常需手术助产;且容易发生软产道损伤,增加产后出血及感染的机会;如胎头长时间压迫软产道,可发生缺血、坏死、脱落,形成生殖道瘘。

2.对胎儿的影响

由于第二产程延长和手术助产机会增多,持续性枕横位常引起胎儿窘迫和新生儿窒息,使围生儿发病率和死亡率增高。

(五)治疗

1.第一产程

严密观察产程,让产妇朝向胎儿背侧方向侧卧,以利胎头枕部转向前方。如宫缩欠佳,可静脉滴注缩宫素。宫口开全之前,嘱产妇不要过早屏气用力,以免引起宫颈水肿而阻碍产程进展。如果产程无明显进展,或出现胎儿窘迫,需行剖宫产术。

2.第二产程

如初产妇分娩已近 2 小时,经产妇已近 1 小时,应行阴道检查,再次判断头盆关系,决定分娩方式。当胎头双顶径已达坐骨棘水平面或更低时,可先行徒手转儿头,待枕后位或枕横位转成枕前位,矢状缝与骨盆出口前后径一致时,可自然分娩,或阴道手术助产(低位产钳或胎头吸引器);如转成枕前位有困难,也可向后转成正枕后位,再以低产钳助产,但以枕后位娩出时,需行较大侧切,以免造成会阴裂伤。如胎头位置较高,或疑头盆不称,均需行剖宫产术,禁止使用中位产钳。

3.第三产程

因产程延长,易发生宫缩乏力,故胎盘娩出后应立即肌内注射宫缩剂,防止产后出血;有软产道损伤者,应及时修补。重点监护新生儿,对于手术助产及有软产道裂伤者,产后给予抗生素预防感染。

二、高直位

胎头以不屈不仰姿势衔接于骨盆入口,其矢状缝与骨盆入口前后径一致,称为高直位,是一种特殊的胎头位置异常。胎头的枕骨在母体耻骨联合的后方,称高直前位,又称枕耻位(图 7-3);胎头枕骨位于母体骨盆骶岬前,称高直后位,又称枕骶位(图 7-4)。

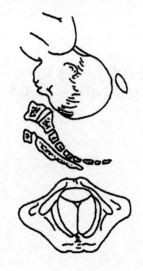

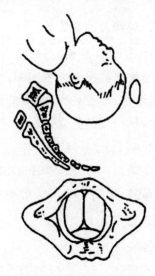

图 7-3 高直前位(枕耻位)　　　　图 7-4 高直后位(枕骶位)

(一)诊断

1.临床表现

临产后胎头不俯屈,胎头进入骨盆入口的径线增大,胎头迟迟不能衔接,胎头下降缓慢或停滞,宫颈扩张也缓慢,致使产程延长。

2.腹部检查

枕耻位时,胎背靠近腹前壁,不易触及胎儿肢体,胎心位置稍高,在腹中部听得较清楚;枕骶位时,胎儿小肢体靠近腹前壁,有时在耻骨联合上方,可清楚地触及胎儿下颏。

3.阴道检查

阴道检查发现胎头矢状缝与骨盆前后径一致,前囟在耻骨联合后,后囟在骶骨前,为枕骶位,反之为枕耻位。由于胎头紧嵌于骨盆入口处,妨碍胎头与宫颈的血液循环,阴道检查时常可发现产瘤,其范围与宫颈扩张程度相符合,一般直径为 3～5 cm。产瘤一般在两顶骨之间,因胎头不同程度的仰伸所致。

(二)分娩机制

1.枕耻位

如胎儿较小,宫缩强,可使胎头俯屈、下降,双顶径达坐骨棘平面以下时,可能经阴道分娩;但胎头俯屈不良而无法入盆时,需行剖宫产。

2.枕骶位

胎背与母体腰骶部贴近,妨碍胎头俯屈及下降,使胎头处于高浮状态,迟迟不能入盆。

(三)治疗

1.枕耻位

枕耻位胎儿可给予试产,加速宫缩,促使胎头俯屈,有望阴道分娩或手术助产,如试产失败,应行剖宫产。

2.枕骶位

一经确诊枕骶位,应行剖宫产。

三、枕横位中的前不均倾位

头位分娩中,胎头不论采取枕横位、枕后位或枕前位通过产道,均可发生不均倾势(胎头侧屈),枕横位时较多见,枕前位与枕后位时较罕见。而枕横位的胎头(矢状缝与骨盆入口横径一致)如以前顶骨先入盆称为前不均倾。

(一)诊断

1.临床表现

因胎头迟迟不能入盆,宫颈扩张缓慢或停滞,使产程延长,前顶骨紧嵌于耻骨联合后方压迫尿道和宫颈前唇,导致尿潴留,宫颈前唇水肿及胎膜早破。胎头受压过久,可出现胎头水肿,又称产瘤。左枕横时产瘤位于右顶骨上,右枕横时产瘤位于左顶骨上。

2.腹部检查

前不均倾时胎头不易入盆。临产早期,于耻骨联合上方可扪到前顶部;随产程进展,胎头继续侧屈使胎头与胎肩折叠于骨盆入口处,因胎头折叠于胎肩之后,使胎肩高于耻骨联合平面,于耻骨联合上方只能触到一侧胎肩而触不到胎头。

3.阴道检查

胎头矢状缝在骨盆入口横径上,后移靠近骶岬,同时前后囟一起后移,前顶骨紧紧嵌于耻骨联合后方,致使盆腔后半部空虚,而后顶骨大部分嵌在骶岬之上(图7-5)。

(二)分娩机制

以枕横位入盆的胎头侧屈,多数以后顶骨先入盆,滑入骶岬下骶骨凹陷区,前顶骨再滑下去,至耻骨联合成为均倾姿势;少数以前顶骨先入盆,由于耻骨联合后面平直,前顶骨受阻,嵌顿于耻骨联合后面,而后顶骨架在骶岬之上,无法下降入盆。

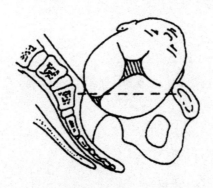

图 7-5　前不均倾位

（三）治疗

一经确诊为前不均倾位，应尽快行剖宫产术。

四、面先露

面先露多于临产后发现，是因为胎头极度仰伸，使胎儿枕部与胎背接触。面先露以颏为指示点，有颏左前、颏左横、颏左后、颏右前、颏右横和颏右后六种胎位。面先露以颏左前和颏右后多见，经产妇多于初产妇。

（一）诊断

1.腹部检查

因胎头极度仰伸入盆受阻，胎体伸直，宫底位置较高。颏左前时，在母体腹前壁容易扣及胎儿肢体，胎心由胸部传出，故在胎儿肢体侧的下腹部听得清楚。颏右后时，于耻骨联合上方可触及胎儿枕骨隆突与胎背之间有明显的凹陷，胎心遥远而弱。

2.阴道（肛门）检查

阴道检查可触到高低不平、软硬不均的颜面部，如宫口开大时，可触及胎儿的口、鼻、颧骨及眼眶，并根据颏部所在位置确定其胎位。

（二）分娩机制

1.颏左前位

胎头以仰伸姿势入盆、下降，胎儿面部达骨盆底时，胎头极度仰伸，颏部为最低点，故转向前方。胎头继续下降并极度仰伸，当颏部自耻骨弓下娩出后，极度仰伸的胎颈前面处于产道的小弯（耻骨联合），胎头俯屈时，胎头后部能够适应产道的大弯（骶骨凹），使口、鼻、眼、额、前囟及枕部自会阴前缘相继娩出（图 7-6），但产程明显延长。

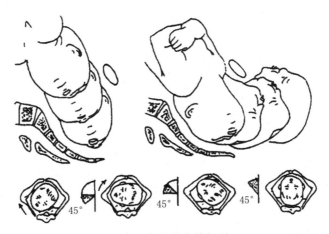

图 7-6　颜面位分娩机制

2.颏右后位

胎儿面部达骨盆底后,有可能经内旋转 135°以颏左前娩出(图 7-7A);如因内旋转受阻,成为持续性颏右后,胎颈极度伸展,不能适应产道的大弯,足月活胎不能经阴道娩出(图 7-7B)。

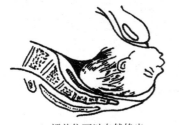
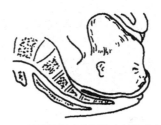

A.颏前位可以自然娩出　　　　　　　　B.持续性颏后位不能自然娩出

图 7-7　颏前位及颏后位分娩示意图

(三)对母儿的影响

1.对产妇的影响

颏左前位时因胎儿面部不能紧贴子宫下段及宫颈,常引起宫缩乏力,致使产程延长,颜面部骨质不能变形,易发生会阴裂伤。颏右后位可发生梗阻性难产,如不及时发现,准确处理,可导致子宫破裂,危及产妇生命。

2.对胎儿和新生儿的影响

胎儿面部受压变形,颜面皮肤青紫、肿胀,尤以口唇为著,影响吸吮,严重时会发生会厌水肿,影响呼吸和吞咽。新生儿常于出生后保持仰伸姿势达数日之久。

(四)治疗

1.颏左前位

如无头盆不称,产力良好,经产妇有可能自然分娩或需行产钳助娩;初产妇有头盆不称或出现胎儿窘迫征象时,应行剖宫产。

2.颏右后位

胎儿为颏右后位时,应行剖宫产术。如胎儿畸形,无论颏左前位或颏右后位,均应在宫口开全后,全麻下行穿颅术结束分娩,术后常规检查软产道,如有裂伤,应及时缝合。

五、臀先露

臀先露是最常见的异常胎位,占妊娠足月分娩的 3%～4%,因胎头比胎臀大,且分娩时胎头无法变形,往往娩出困难;加之脐带脱垂较常见,使围生儿死亡率增高,为枕先露的 3～8 倍。臀先露以骶骨为指示点,有骶左前、骶左横、骶左后、骶右前、骶右横和骶右后 6 种胎位。

(一)原因

妊娠 30 周以前,臀先露较多见,妊娠 30 周以后,多能自然转成头先露。持续为臀先露的原因尚不十分明确,可能的因素有以下几种。

1.胎儿在宫腔内活动范围过大

羊水过多,经产妇腹壁松弛以及早产儿羊水相对偏多,胎儿在宫腔内自由活动形成臀先露。

2.胎儿在宫腔内活动范围受限

子宫畸形(如单角子宫、双角子宫等)、胎儿畸形(如脑积水等)、双胎、羊水过少、脐带缠绕致脐带相对过短等均易发生臀先露。

3.胎头衔接受阻

狭窄骨盆、前置胎盘、肿瘤阻塞盆腔等,也易发生臀先露。

(二)临床分类

臀先露根据胎儿两下肢的姿势分为以下几种。

1.单臀先露或腿直臀先露

胎儿双髋关节屈曲,双膝关节直伸,以臀部为先露最多见。

2.完全臀先露或混合臀先露

胎儿双髋关节及膝关节均屈曲,有如盘膝坐,以臀部和双足为先露较多见。

3.不完全臀先露

胎儿以一足或双足、一膝或双膝,或一足一膝为先露,膝先露是暂时的,随产程进展或破水后发展为足先露较少见。

(三)诊断

1.临床表现

孕妇常感肋下有圆而硬的胎头,由于胎臀不能紧贴子宫下段及宫颈,常导致宫缩乏力,宫颈扩张缓慢,致使产程延长。

2.腹部检查

子宫呈纵椭圆形,胎体纵轴与母体纵轴一致,在宫底部可触到圆而硬、按压有浮球感的胎头,而在耻骨联合上方可触到不规则、软且宽的胎臀,胎心在脐左(或右)上方听得最清楚。

3.阴道(肛门)检查

在肛查不满意时,阴道检查可扪及软而不规则的胎臀或触到胎足、胎膝,同时可以了解宫颈扩张程度及有无脐带脱垂发生。如胎膜已破,可直接触到胎臀、外生殖器及肛门,如触到胎足,应与胎手相鉴别(图7-8)。

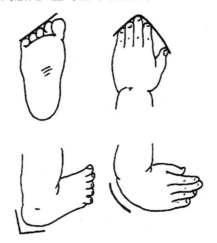

图 7-8 胎手与胎足的区别

4.B超检查

B超能准确探清臀先露类型、胎儿大小、胎头姿势等。

(四)分娩机制

在胎体各部中,胎头最大,胎肩小于胎头,胎臀最小。头先露时,胎头一经娩出,身体其他部分随即被娩出;而臀先露时则不同,较小而软的胎臀先娩出,最大的胎头则最后娩出。为适合产道的条件,胎臀、胎肩、胎头需按一定机制适应产道条件方能娩出,故需要掌握胎臀、胎肩及胎头三部分的分娩机制,下文将以骶右前为例加以阐述。

1.胎臀娩出

临产后,胎臀以粗隆间径衔接于骨盆入口右斜径上,骶骨位于右前方,胎臀继续下降,前髋下降稍快,故位置较低,抵达骨盆底遭到阻力后,前髋向母体右侧行45°内旋转,使前髋位于耻骨联合后方,此时粗隆间径与母体骨盆出口前后径一致。胎臀继续下降,胎体侧屈以适应产道弯曲度,后髋先从会阴前缘娩出,随即胎体稍伸直,使前髋从耻骨弓下娩出,继之,双腿双足娩出,当胎臀及两下肢娩出后,胎体行外旋转,使胎背转向前方或右前方。

2.胎肩娩出

在胎体行外旋转的同时,胎儿双肩径衔接于骨盆入口右斜径或横径上,并沿此径线逐渐下降,当双肩达骨盆底时,前肩向右旋转45°,转至耻骨弓下,使双肩径与骨盆中、出口前后径一致。同时胎体侧屈使后肩及后上肢从会阴前缘娩出。继之,前肩及前上肢从耻骨弓下娩出。

3.胎头娩出

当胎肩通过会阴时,胎头矢状缝衔接于骨盆入口左斜径或横径上,并沿此径线逐渐下降,同时胎头俯屈,当枕骨达骨盆底时,胎头向母体左前方旋转45°,使枕骨朝向耻骨联合。胎头继续下降。当枕骨下凹到达耻骨弓下缘时,以此处为支点,胎头继续俯屈,使颏、面及额部相继自会阴前缘娩出,随后枕部自耻骨弓下娩出。

(五)对母儿的影响

1.对产妇的影响

胎臀不规则,不能紧贴子宫下段及宫颈,容易发生胎膜早破或继发性宫缩乏力,增加产褥感染与产后出血的风险。宫口未开时全强行牵拉,容易造成宫颈撕裂,甚至延及子宫下段。

2.对胎儿和新生儿的影响

胎臀高低不平,对前羊膜囊压力不均匀,常致胎膜早破,脐带脱垂,造成胎儿窘迫甚至胎死宫内。由于娩出胎头困难,可发生新生儿窒息、臂丛神经损伤及颅内出血等。

(六)治疗

1.妊娠期

妊娠 30 周前,臀先露多能自行转成头位,如妊娠 30 周后仍为臀先露,应注意寻找臀位形成的原因。

2.分娩期

分娩期应根据产妇年龄、胎次、骨盆大小、胎儿大小、臀先露类型以及有无并发症,于临产初期做出正确判断,决定分娩方式。

(1)择期剖宫产的指征:狭窄骨盆、软产道异常、胎儿体重大于 3 500 g、儿头仰伸、胎儿窘迫、高龄初产、有难产史、不完全臀先露等。

(2)决定阴道分娩的处理:可根据不同的产程分别处理。

第一产程:产妇应侧卧,不宜过多走动,少做肛查,不灌肠,尽量避免胎膜破裂。一旦胎膜破裂,立即听胎心。如胎心变慢或变快,立即行肛查,必要时行阴道检查,了解有无脐带脱垂。如脐带脱垂,胎心好,但宫口未开全,为抢救胎儿,需立即行剖宫产术。如无脐带脱垂,可严密观察胎心及产程进展。如出现宫缩乏力,应设法加强宫缩,当宫口开大 4～5 cm 时,胎足即可经宫口娩出阴道。为了使宫颈和阴道充分扩张,消毒外阴之后,使用"堵"外阴方法,即当宫缩时,用消毒巾以手掌堵住阴道口让胎臀下降,避免胎足先下降。待宫口及阴道充分扩张后才让胎臀娩出。此法有利于后出胎头的顺利娩出。在堵的过程中,应每隔 10～15 分钟听胎心一次,并注意宫口是否开全。宫口已开全再堵易引起胎儿窘迫或子宫破裂。宫口近开全时,要做好接生和抢救新生儿窒息的准备。

第二产程:接生前,应导尿,排空膀胱,初产妇应做会阴侧切术。可有三种分娩方式:①自然分娩:胎儿自然娩出,不做任何牵拉,此种方式极少见,仅见于经产妇、胎儿小、产力好、产道正常者。②臀助产术:当胎臀自然娩出至脐部后,胎肩及后出胎头由接生者协助娩出。脐部娩出后,胎头娩出最长不能超过 8 分钟。③臀牵引术:胎儿全部由接生者牵引娩出。此种手术对胎儿损伤大,不宜采用。

第三产程:产程延长,易并发子宫乏力性出血。胎盘娩出后,应静推或肌内注射缩宫素,以防止产后出血。若为手术助产分娩,应于产后常规检查软产道,如有损伤,应及时缝合,并给予抗生素预防感染。

六、肩先露

胎体纵轴和母体纵轴相垂直为横产式,胎体横卧于骨盆入口之上,先露部为肩,称为肩先露。肩先露占妊娠足月分娩总数的 0.10%～0.25%,是对母儿最不利的胎位。除死胎和早产儿肢体可折叠娩出外,足月活胎不可能经阴道娩出。如不及时处理,容易造成子宫破裂,威胁母儿生命。根据胎头在母体左(右)侧和胎儿肩胛朝向母体前(后)方,肩先露分为肩左前、肩右前、肩左后和肩右后 4 种胎位。

(一)原因

肩先露与臀先露发生原因类似,初产妇肩先露首先必须排除狭窄骨盆和头盆不称。

(二)诊断

1.临床表现

先露部胎肩不能紧贴子宫下段及宫颈,缺乏直接刺激,容易发生宫缩乏力;胎肩对宫颈压力不均匀,容易发生胎膜早破,破膜后羊水迅速外流,胎儿上肢或脐带容易脱出,导致胎儿窘迫,甚至胎死宫内。随着宫缩不断加强,胎肩及胸廓一部分被挤入盆腔内,胎体折叠弯曲,胎颈被拉长,上肢脱出于阴道口外,胎头和胎臀仍被阻于骨盆入口上方,形成嵌顿性或忽略性肩先露(图 7-9)。

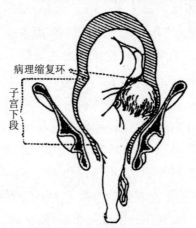

图 7-9　忽略性肩先露

宫缩继续加强,子宫上段越来越厚,子宫下段被动扩张,越来越薄,由于子宫上下段肌壁厚薄相差悬殊,形成环状凹陷,并随宫缩逐渐升高,甚至可达脐上,形成病理缩复环,是子宫破裂的先兆。如不及时处理,将发生子宫破裂。

2.腹部检查

子宫呈横椭圆形,子宫底高度低于正常高度,子宫横径宽,宫底部及耻骨联合上方较空虚,在母体腹部一侧可触到胎头,另一侧可触到胎臀。肩左前时,胎背朝向母体腹壁,触之宽大平坦。胎心于脐周两侧听得最清楚。根据腹部检查多可确定胎位。

3.阴道(肛门)检查

胎膜未破者,因胎先露部浮动于骨盆入口上方,肛查不易触及胎先露部;如胎膜已破,宫口已扩张者,阴道检查可触到肩胛骨、肩峰、肋骨或腋窝。腋窝尖端示胎儿头端,据此可决定胎头在母体左(右)侧,肩胛骨朝向母体前(后)方,可决定肩前(后)位。例如,胎头位于母体右侧,肩胛骨朝向后方,则为肩右后位。胎手若已脱出阴道口外,可用握手法鉴别是胎儿左手或右手。因检查者只能与胎儿同侧手相握,如肩右前位时左手脱出,检查者只能用左手与胎儿左手相握,余类推。

4.B超检查

B超检查能准确探清肩先露,并能确定具体胎位。

(三)治疗

1.妊娠期

妊娠后期发现肩先露应及时矫正,可采用胸膝卧位或试行外倒转术转成纵产式(头先露或臀先露)并包扎腹部以固定产式。如矫正失败,应提前入院决定分娩方式。

2.分娩期

根据胎产式、胎儿大小、胎儿是否存活、宫颈扩张程度、胎膜是否破裂、有无并发症等决定分娩方式。

(1)足月,活胎,未临产,择期行剖宫产术。

(2)足月,活胎,已临产,无论破膜与否,均应行剖宫产术。

(3)已出现先兆子宫破裂或子宫破裂征象,无论胎儿存活,均应立即行剖宫产,术中如发现宫腔感染严重,应将子宫一并切除(子宫次全切除术或子宫全切术)。

(4)胎儿已死,无先兆子宫破裂征象,如宫口已开全,可在全麻下行断头术或毁胎术。术后应常规检查子宫下段、宫颈及阴道有无裂伤,如有裂伤应及时缝合。注意预防产后出血,并需应用抗生素预防感染。

七、复合先露

胎先露部(胎头或胎臀)伴有肢体(上肢或下肢)同时进入骨盆入口,称为复合先露。临床以头与手的复合先露最常见,多发生于早产者,发生率为 1.43‰~

1.60‰。

(一)诊断

当因产程进展缓慢做阴道检查时,若发现胎先露旁有肢体可明确诊断,常见胎头与胎手同时入盆,应注意与臀先露和肩先露相鉴别。

(二)治疗

(1)无头盆不称,让产妇向脱出的肢体对侧侧卧,肢体常可自然缩回。脱出的肢体与胎头已入盆,待宫口开全后于全麻下上推肢体,将其回纳,然后经腹压胎头下降,以低位产钳助娩,或行内倒转术助胎儿娩出。

(2)头盆不称或伴有胎儿窘迫征象,应行剖宫产术。

第二节 产力异常

一、概述

分娩的核心是胎头下降,本质是头盆适应性,动力是与其相适应的协调产力。产力受胎儿、产道和产妇精神心理因素的制约。产力以子宫收缩力为主,子宫收缩力贯穿于分娩全过程,具有节律性、对称性及极性,以及缩复作用,可推动胎先露下降,促进子宫颈口扩张。分娩过程中,子宫收缩的节律性、对称性及极性,以及缩复作用不正常(不协调性宫缩);或强度、频率有改变,与胎头下降程度(胎头通过骨盆各平面)和分娩阻力不相适应、与头盆关系不相适应、与母胎分娩负荷耐受不相适应,称子宫收缩力异常,简称产力异常。子宫收缩力异常包括子宫收缩乏力(简称宫缩乏力)和子宫收缩过强(简称宫缩过强),每类又分为协调性子宫收缩和不协调性子宫收缩。

子宫发育不良、子宫畸形、子宫肌瘤等均能引起宫缩异常。子宫壁过度膨胀,大剂量使用镇静剂、镇痛剂及麻醉药,可以使宫缩受到抑制。产妇精神心理因素可以直接影响产力,对分娩有顾虑的产妇,往往在分娩早期即出现产力异常为原发性宫缩乏力;头盆不称和胎位异常的产妇常出现继发性宫缩乏力。不协调性宫缩及与胎头下降程度不相适应的过强、过频宫缩,影响子宫-胎盘-胎儿单位血液供应,使胎儿缺氧,导致胎儿窘迫或新生儿窒息。

二、临床表现及诊断

(一)子宫收缩乏力

(1)协调性宫缩乏力:即低张性宫缩乏力。子宫收缩具有正常的节律性、对称性及极性,以及缩复作用,但收缩力弱,对胎儿影响不大,常导致产程延缓甚至停滞。可为原发性或继发性协调性宫缩乏力。

(2)不协调性宫缩乏力:即高张性宫缩乏力。子宫收缩失去正常的节律性、对称性及极性,以及缩复作用,不能使胎先露下降和宫口扩张,属无效宫缩,并且宫缩间歇期子宫壁也不完全松弛。多为骨盆入口平面头盆不称导致的原发性不协调性宫缩乏力。导致产妇持续性腹痛、烦躁不安、过度消耗、精神疲乏;影响子宫-胎盘-胎儿单位血液供应,使胎儿缺氧,导致胎儿窘迫或新生儿窒息。

产程中子宫收缩乏力增加产后出血风险。

(二)子宫收缩过强 ·

(1)协调性子宫收缩过强:子宫收缩具有正常的节律性、对称性及极性,以及缩复作用,但收缩力过强。若无头盆不称,可导致产程缩短,甚至出现急产(总产程<3 小时),可能造成子宫颈、阴道及会阴撕裂伤,来不及接产可致感染、新生儿坠落伤;若伴头盆不称、胎位异常或瘢痕子宫,可发生病理性缩复环、血尿,甚至发生子宫破裂。

(2)不协调性子宫收缩过强。①子宫痉挛性狭窄环:指因产妇紧张疲劳、不恰当阴道操作,以及胎膜早破并胎头高浮、头盆不称等不适当使用宫缩剂,导致子宫壁局部肌肉呈痉挛性不协调性收缩,形成环状狭窄,且持续不放松。狭窄环可发生在子宫体任何部分、子宫颈,常见于子宫体与下段交界处、胎体狭窄部如胎颈部。产妇出现持续性腹痛、烦躁不安,子宫颈扩张缓慢、胎先露下降停滞,胎盘嵌顿,阴道检查可能触及较硬而无弹性的狭窄环。子宫痉挛性狭窄环与病理性缩复环不同,特点是不随宫缩上升。②强直性子宫收缩:由于不适当应用缩宫素,导致子宫持续性强直性收缩,宫缩间歇期短或无间歇。可出现病理性缩复环、血尿等先兆子宫破裂征象。产妇烦躁不安,持续性腹痛、高张拒按,胎位触不清甚至胎心听不清。

(3)宫缩过强、过频影响子宫-胎盘-胎儿单位血液循环,易发生胎儿窘迫甚至胎死宫内、新生儿窒息甚至死亡、新生儿颅内出血。

三、处理

(一)原发性宫缩乏力

在胎头通过骨盆入口平面过程中,进入产程或潜伏期发生原发性宫缩乏力,通过加强胎儿监护、四步触诊判断胎头入盆情况及胎头跨耻征、阴道检查判断头盆关系,在排除胎儿窘迫及明显头盆不称基础上,必要时给予上述检查以明确诊断。

(1)镇静治疗性休息:哌替啶 100 mg 肌内注射。3~4 小时以后,可用地西泮 10 mg 缓慢静脉注射(2~3 分钟),软化子宫颈、缓解子宫颈水肿,促进宫口扩张。

(2)人工破膜,缩宫素催产:宫口扩张≥3 cm,可于宫缩间隙期人工破膜,观察羊水性状,检查排除脐带脱垂,听胎心,平卧或侧卧待产;排除胎儿窘迫及明显头盆不称后,给予缩宫素催产。12~18 小时产程无进展,试产失败。胎膜早破、胎头高浮者,经 4~6 小时规律宫缩产程无进展,宜以剖宫产结束分娩。

(二)继发性宫缩乏力

临产后出现继发性宫缩乏力,加强胎儿监护排除胎儿窘迫的同时,积极阴道检查排除头盆不称及胎头下降梗阻。

(1)在胎头通过骨盆入口平面及宫口开全双顶径通过坐骨棘平面过程中,无头盆不称及胎头下降梗阻表现,若出现继发宫缩乏力,可静脉点滴缩宫素加强产力,尤其适用于需要阴道助产时。

(2)胎头在通过中骨盆平面过程中出现继发性宫缩乏力,加强胎儿监护排除胎儿窘迫的同时,积极阴道检查排除头盆不称及胎头下降梗阻。观察产程进展,出现活跃期停滞,积极以剖宫产结束分娩;胎头下降延缓甚至停滞、第二产程延缓,双顶径阻于坐骨棘以上(骨先露 S<＋3)不下降或下降不明显,出现头盆不称、胎头下降梗阻表现,积极以剖宫产结束分娩。

(三)子宫收缩过强

(1)有急产史的孕妇,分娩前产前检查应注意胎头入盆情况,提前住院待产;临产后提前做好接产及新生儿复苏准备。若属未消毒的接产,应给予抗生素预防感染;若急产来不及消毒及新生儿坠地,应及时请新生儿专业医师给予相应处理,预防颅内出血,必要时尽早预防破伤风。

(2)临产后慎用宫缩药物及其他促进宫缩的产科处理,避免不必要的阴道操作,产后仔细检查子宫颈、阴道、外阴,若有撕裂应及时缝合。

(3)一旦发生持续性子宫收缩过强,停止阴道操作及停用缩宫素等;吸氧;给予宫缩抑制剂,如 25％硫酸镁 20 mL 加入 25％葡萄糖液 20 mL 内缓慢静脉注射(不少于 5 分钟);若无胎儿窘迫征象,给予镇静剂如哌替啶 100 mg 肌内注射(4 小时内胎儿不能娩出者)。若持续性子宫收缩过强不缓解,宫口未开全、胎先露高,或梗阻性分娩,或伴有胎儿窘迫征象,均应立即行剖宫产术;若异常宫缩缓解,正常宫缩恢复,在加强胎儿监护基础上,可等待自然分娩或适时行阴道助产。若胎死宫内,可用乙醚吸入麻醉,待宫口开全,行阴道分娩,必要时毁胎;若仍不能缓解强直性宫缩,为避免子宫破裂,可行剖宫产术。

四、注意事项

与胎头下降通过骨盆各平面相适应的协调产力是分娩动力,不相适应的不协调产力是异常分娩表现。临产后慎用宫缩药物及其他促进宫缩的产科处理,避免不必要的阴道操作和产程干预。及时识别不相适应的不协调产力,积极查找原因,排除头盆不称及胎头下降梗阻,在加强胎儿监护的基础上,做出正确处理。

第三节　产　道　异　常

产道包括骨产道(骨盆腔)及软产道(子宫下段、子宫颈、阴道、外阴及骨盆底软组织),是胎儿自然娩出的通道。产道异常可使胎儿娩出受阻,临床上以骨产道异常多见。

一、骨产道异常

(一)概述

骨产道即真骨盆,其大小、形态、轴线与分娩密切相关。骨盆腔上大下小,根据大小变化理论上划分为 3 个界面,即骨盆入口平面、中骨盆平面及骨盆出口平面。骨盆入口平面是骨盆腔最大平面,呈横椭圆形;中骨盆平面是骨盆腔最狭窄平面,呈纵椭圆形;不在同一平面有共同底边的前后两个三角形组成的骨盆出口平面是骨盆腔的最低部分。

骨产道异常包括骨盆腔径线过短或形态异常。丧失正常形态及对称性的骨盆称为畸形骨盆。盆腔径线过短或形态异常,致使骨盆腔容积小于胎先露能够通过的限度,阻碍胎先露下降,影响产程正常进度,称为狭窄骨盆。可以为一条径线过短或多个径线同时过短,也可以为一个平面狭窄或多个平面同时狭窄,需结合整个骨盆腔大小与形态进行综合分析,作出正确判断。

(二)临床表现及诊断

1.骨盆入口平面狭窄

骨盆入口平面狭窄以扁平骨盆最常见,表现为入口平面前后径过短,内骨盆检查常表现为骶岬前突,也可表现为骶骨平直。临床分 3 级:Ⅰ级为临界性狭窄,骶耻外径 18 cm,入口前后径 10 cm,绝大多数可以经阴道分娩;Ⅱ级为相对性狭窄,骶耻外径 16.5~17.5 cm,入口前后径 8.5~9.5 cm,需经头位试产判断胎头能否衔接;Ⅲ级为绝对性狭窄,骶耻外径≤16.0 cm,入口前后径≤8.0 cm,胎头不能入盆,必须以剖宫产终止妊娠或结束分娩。

骨盆入口平面狭窄临床表现常为悬垂腹、胎先露异常、胎头浮动、胎膜早破甚至脐带脱垂、胎头跨耻征阳性;头位试产可能出现头位胎位异常、宫缩乏力、潜伏期延长,最终表现为胎头衔接受阻;骨盆入口平面狭窄头位试产过程中应及时识别骨盆入口平面梗阻性难产表现,如病理性缩复环、血尿,入口平面严重头位胎位异常,如不均倾位、高直位、面先露等。

2.中骨盆及骨盆出口平面狭窄

中骨盆平面临床测量比较困难,中骨盆平面狭窄常延续至骨盆出口平面,与骨盆出口平面狭窄相伴行,常表现为漏斗骨盆。骨盆入口各径线值可正常,坐骨棘间径及中骨盆后矢状径狭窄,坐骨结节间径及出口后矢状径狭窄。内骨盆检查发现坐骨棘突出、内聚,骶骨平直,骶棘韧带容受小于两横指;骶结节韧带坚韧缩短,骶尾关节不活动甚至融合前突,耻骨弓角度<90°。临床分 3 级:Ⅰ级临界性狭窄,坐骨棘间径 10 cm,坐骨结节间径 7.5 cm,坐骨结节间径与出口后矢状径之和≥15 cm;Ⅱ级相对性狭窄,坐骨棘间径 8.5~9.5 cm,坐骨结节间径 6.0~7.0 cm,坐骨结节间径与出口后矢状径之和为 12~14 cm;Ⅲ级绝对性狭窄,坐骨棘间径≤8.0 cm,坐骨结节间径≤5.5 cm,坐骨结节间径与出口后矢状径之和≤11 cm。

中骨盆及骨盆出口平面狭窄临床表现为胎头下降至中骨盆,胎头下降、内旋转受阻,形成持续性枕横位或枕后位,双顶径可能被阻于坐骨棘平面。常出现继发性宫缩乏力;产程表现为活跃期停滞及第二产程胎头下降延缓甚至停滞,第二产程延缓;胎心监测、人工破膜可能发现胎儿窘迫;阴道检查发现胎方位异常(非枕前位)、胎头受压、产瘤、颅缝重叠、胎头拉长变形、头盆间隙紧、宫缩时胎头无明显下降等头盆不称甚至胎头下降梗阻表现。甚至发生胎儿颅内出血。

3.骨盆3个平面狭窄

骨盆外形属女型骨盆,但骨盆入口、中骨盆及骨盆出口平面均狭窄,每个平面径线均小于正常值2 cm或更多,称为均小骨盆。多见于身材矮小、体形匀称的妇女。孕妇身高＜145 cm应警惕均小骨盆。

4.畸形骨盆

骨盆失去正常形态及对称性称畸形骨盆,如骨软化症骨盆、偏斜骨盆、骨盆损伤等。可表现为孕妇体形、步态异常,脊柱及髋关节畸形等。

(三)狭窄骨盆分娩时的处理

骨盆腔上大下小,中骨盆平面是骨盆最狭窄平面,骨盆出口平面是产道的最低部分。临产前应明确狭窄骨盆类别和程度,了解胎位、胎儿大小、破膜与否,结合年龄、产次、既往分娩史,对头盆适应性作出充分评价,决定能否进行头位试产。入口平面头盆适应性允许通过充分头位试产进行评价,中骨盆及出口平面头盆适应性可通过慎重试产进行评价。中骨盆及骨盆出口平面狭窄以剖宫产较为安全。

1.骨盆入口平面狭窄的处理

临产前胎头仍未入盆,除常规测量骨盆出口径线及骨盆内测量外,应做骨盆各平面外测量。若骨盆入口平面绝对狭窄,骨盆入口平面狭窄合并严重头位胎位异常如胎头过度仰伸(面先露)、非头位胎先露如臀先露及肩先露,宜以剖宫产终止妊娠;骨盆入口平面相对狭窄,若无明显骨盆入口平面头盆不称表现(如悬垂腹、胎头浮动、胎膜早破、胎头跨耻征阳性等),正常足月胎儿允许通过充分头位试产评价入口平面头盆适应性,在一定试产时间内,评价胎头能否下降入盆衔接、头盆关系是否良好。

入口平面头位充分试产过程中,应及时识别骨盆入口平面梗阻性难产表现如病理性缩复环、血尿,入口平面严重头位胎位异常如不均倾位、高直位、面先露等,及时以剖宫产结束分娩。出现宫缩乏力、潜伏期延长时,通过胎儿监护、四步触诊判断胎儿入盆情况、胎头跨耻征及阴道检查判断头盆关系。在排除胎儿窘迫及明显头盆不称基础上,必要时给予以下治疗。

(1)镇静治疗性休息:哌替啶100 mg肌内注射。

(2)人工破膜,缩宫素催产:12～18小时产程无进展,则表示试产失败。胎膜早破、胎头高浮者,经 4~6 小时规律宫缩产程无进展,宜以剖宫产结束分娩。

2.中骨盆及骨盆出口平面狭窄的处理

中骨盆平面是骨盆最狭窄平面,骨盆出口平面是产道的最低部分,应于临产前对胎儿大小、头盆适应性作出充分评价,决定中骨盆及骨盆出口平面狭窄能否进行慎重头位试产来评价中骨盆及出口平面头盆适应性。中骨盆平面狭窄,出口横径过短,耻骨弓角度变锐,耻骨弓下三角空隙不能利用,胎头向后移,可利用出口后三角空隙娩出。临床上出口横径与出口后矢状径之和≥15 cm,足月胎儿<3 000 g,多数可经阴道分娩。

若产程进展顺利,宫口开全,无胎头下降梗阻表现,胎头双顶径达坐骨棘水平或更低,可经阴道徒手旋转胎头为枕前位,等待自然分娩,或行产钳或胎头吸引术助产,可用缩宫素催产,应做较大的会阴切开,以免会阴严重撕裂。

若产程进展延缓,通过胎儿监护、必要时人工破膜及阴道检查,在排除胎儿窘迫及明显头盆不称基础上,可继续试产;若出现继发性宫缩乏力,活跃期停滞及第二产程胎头下降延缓甚至停滞、第二产程延缓,或阴道检查发现胎方位异常(非枕前位)、胎头受压、产瘤、颅缝重叠、胎头拉长变形、头盆间隙紧、宫缩时胎头无明显下降等头盆不称甚至胎头下降梗阻表现,若胎头双顶径未达坐骨棘水平或出现胎儿窘迫征象,应及时行剖宫产结束分娩。

若骨盆出口横径与出口后矢状径之和<15 cm,足月胎儿不易经阴道分娩,应行剖宫产终止妊娠。中骨盆及骨盆出口平面狭窄头位试产中应慎重,骨盆及骨盆出口平面狭窄以剖宫产较为安全。

3.骨盆 3 个平面狭窄的处理

主要是均小骨盆,参照骨盆入口平面狭窄、中骨盆及出口平面狭窄处理原则。若估计胎儿较大,有明显头盆不称表现,应及时以剖宫产术终止妊娠或结束分娩。若估计胎儿不大,胎位正常,头盆相称,可以头位试产。

4.畸形骨盆的处理

根据畸形骨盆种类、狭窄程度,胎儿大小等情况具体分析。畸形严重、明显头盆不称者,应及时以剖宫产终止妊娠。

二、软产道异常

软产道是由子宫下段、子宫颈、阴道、外阴及骨盆底软组织构成的弯曲管道。软产道异常包括先天发育异常及后天疾病。应于第一次产前检查和分娩前详细了解病史和体格检查,了解软产道异常情况,判断其对妊娠和分娩的影响。

（一）外阴异常

高龄初产妇会阴坚韧、外阴水肿、外阴阴道瘢痕、外阴阴道严重静脉曲张等，可能影响会阴阴道扩张，可做会阴切开以预防会阴阴道撕裂伤。若会阴阴道扩张明显受限，胎头娩出时可能造成严重会阴阴道撕裂伤，应行剖宫产终止妊娠。

（二）阴道异常

（1）阴道横隔影响胎先露部下降。若横隔位置高且坚厚，应行剖宫产终止妊娠。若横隔被胎先露撑薄，可在直视下自横隔小孔处将横隔做X形切开，分娩结束切除残隔，用可吸收线间断或连续锁边缝合残端。

（2）阴道纵隔若伴有双子宫、双子宫颈，位于一侧子宫内的胎儿下降通过该侧阴道分娩，纵隔被推向对侧，分娩多无阻碍。若阴道纵隔发生于单子宫颈，纵隔阻碍胎先露部下降，须在纵隔中间剪断，分娩结束后剪除残留的隔，用可吸收线间断或连续锁边缝合残端。

（3）外阴阴道尖锐湿疣可阻塞产道，易发生裂伤、血肿及感染，同时为预防新生儿患喉乳头瘤及女婴生殖道湿疣，应行剖宫产终止妊娠。

（4）阴道包块阻碍胎先露部下降而又不能经阴道切除者，应行剖宫产终止妊娠。若阴道壁囊肿较大时，可行囊肿穿刺抽吸内容物。阴道病变待产后择时处理。

（三）子宫颈异常

（1）子宫颈粘连及瘢痕多为损伤性刮宫、子宫颈手术或物理治疗所致，可导致子宫颈性难产。若因子宫粘连及瘢痕而致产程中子宫颈管已消失而宫口却不扩张，应以剖宫产结束分娩。

（2）子宫颈坚韧常见于高龄初产妇，子宫颈成熟不良、缺乏弹性或精神过度紧张使子宫颈挛缩，子宫颈不易扩张。可用地西泮10 mg缓慢静脉注射（2～3分钟），也可于子宫颈两侧各注入0.5％利多卡因5～10 mL。若子宫颈软化、宫口不扩张，应行剖宫产结束分娩。

（3）子宫颈水肿常是头盆不适应的表现，致使子宫颈前唇长时间被压于胎头与耻骨联合之间，血液回流受阻引起水肿，影响子宫颈扩张。可于子宫颈两侧各注入0.5％利多卡因5～10 mL或地西泮10 mg缓慢静脉注射，待宫口近开全，用手将水肿的子宫颈前唇上推，使其逐渐越过胎头，即可经阴道分娩。若有明显头盆不称，应行剖宫产结束分娩。

（4）子宫颈肌瘤影响胎先露入盆、下降及子宫颈容受、扩张，应行剖宫产终止妊娠。

(5)子宫颈癌不应经阴道分娩,应于妊娠 32～34 周后行剖宫产术及子宫颈癌手术,或剖宫产术后放射治疗。

(四)子宫异常

(1)子宫畸形:包括纵隔子宫、双子宫、双角子宫、单角子宫等。明显增加异常胎位及胎盘位置异常发生率;产程中易出现宫缩乏力、子宫颈扩张缓慢,甚至发生子宫破裂。应严密观察产程,适当放宽剖宫产指征。

(2)瘢痕子宫:剖宫产率飙升和子宫肌瘤手术指征泛滥,前次剖宫产术和子宫肌瘤剥除术成为瘢痕子宫最常见的原因。在高剖宫产率基础上,随着再次妊娠分娩人群增多和妊娠分娩年龄延后,瘢痕子宫再次妊娠分娩率明显提高。并非"一次剖宫产次次剖宫产",根据前次剖宫产术式、指征、术后有无感染、术后再孕间隔时间、既往剖宫产次数、本次妊娠胎儿因素与头盆适应性,以及有无紧急剖宫产条件等综合分析,判断瘢痕子宫是否行剖宫产后阴道试产。实施剖宫产后阴道试产的首要条件,是前次剖宫产的指征在此次妊娠中不复存在以及此次无新的剖宫产指征。美国妇产科医师学会、加拿大妇产科医师协会及英国皇家妇产科医师学会推荐的剖宫产后阴道试产条件为:最多两次剖宫产史、胎儿纵产式、子宫没有其他瘢痕、无子宫破裂病史、骨盆正常和医疗单位具有紧急剖宫产术条件。瘢痕子宫再次妊娠分娩子宫破裂风险增加,若只有 1 次剖宫产史且为子宫下段横切口、术后再孕分娩间隔时间 2 年、胎儿大小适中、胎儿产道及产力因素正常且相互适应,产前 B 超未提示子宫下段不连续,剖宫产后阴道试产成功、剖宫产后阴道分娩率较高。剖宫产后阴道试产过程中应密切观察头盆不适应、产力过强和子宫先兆破裂征象,高度警惕子宫破裂,必要时应紧急剖宫产结束分娩,并同时行子宫破口修补术。

若前次剖宫产为子宫纵切口或 T 形切口、剖宫产术后有感染、剖宫产史≥2 次,应行择期重复剖宫产;子宫肌瘤剥除术穿透子宫黏膜,也应行择期剖宫产。

目前子宫下段全层厚度和肌层厚度的临界值分别为 2.0～3.5 mm 和 1.4～2.0 mm,目前没有大家可以普遍接受的临界值来预测子宫破裂,相关指南亦未赞同子宫下段厚度对于子宫破裂的预测价值。有专家推荐临界值可以定为 3 mm。

(3)子宫肌瘤:子宫肌瘤在妊娠期及产褥期可能发生红色变性,表现为肌瘤快速生长、剧烈疼痛,白细胞计数升高甚至发热,保守治疗多能缓解。妊娠合并子宫肌瘤多能经阴道分娩,但要预防产后出血。过大的子宫下段或子宫颈肌瘤可能导致产道梗阻,阻碍胎儿下降,宜以剖宫产终止妊娠,可同时行肌瘤剥除术。根据肌瘤部位、大小及患者情况,为避免手术失血过多及手术时间延长,也可产后再做处理。

(五)卵巢肿瘤

妊娠合并卵巢肿瘤,围生期可能发生肿瘤蒂扭转、破裂。卵巢肿瘤阻碍胎先露衔接下降,应行剖宫产终止妊娠,同时切除肿瘤送病理检查,若为卵巢恶性肿瘤,处理原则同非孕期。

第八章

分娩期并发症

第一节 羊 水 栓 塞

一、概述

羊水栓塞是指在分娩过程中羊水中的有形成分突然进入母体血循环,引起肺栓塞、过敏性休克、弥散性血管内凝血、肾衰竭甚至猝死的一系列病理改变,是严重的分娩期并发症;其发病率为 6/10 万～4/10 万,产妇死亡率为 70%～80%。

二、高危因素

(一)基本条件

羊水栓塞的发生需具备三个基本条件:羊膜腔内压力增高、胎膜破裂、子宫颈或子宫体损伤处有开放的静脉或血窦。

(二)发生羊水栓塞的高危因素

(1)高龄产妇及经产妇。

(2)双胎或多胎妊娠。

(3)胎膜早破或人工破膜史。

(4)各种原因导致的宫缩过强。

(5)胎盘早期剥离、前置胎盘、子宫破裂。

(6)手术生产。

三、临床表现

(一)症状体征

羊水栓塞多数发生在分娩过程中,一般发生在第一产程末、第二产程宫缩较强时,有时也发生在胎儿娩出后的较短时间内。也有可能发生在中期引产(如钳夹术)或人工破膜操作过程中。突然发作的低血压、低血氧及凝血功能障碍为羊水栓塞的典型临床表现。

(1)休克:产程中出现烦躁不安、恶心、呕吐、气急等先兆症状,继而出现呛咳、胸痛、呼吸困难、发绀,心率加快,面色苍白、四肢厥冷,血压下降等。严重者发病急骤,甚至无先兆症状,可于数分钟内猝死。轻微者仅表现为动脉血氧饱和度突然下降。

(2)大量出血:较短时间内发生难以控制的全身广泛性出血,大量阴道流血、切口渗血、全身皮肤黏膜出血,甚至出现消化道大出血。

(3)急性肾衰竭:在羊水栓塞后期出现少尿或无尿和尿毒症的表现。

(二)辅助检查

(1)心电图:提示右心房、右心室扩大,可伴有 T-ST 变化。

(2)胸片:提示肺水肿,表现为圆形或密度不均的片状阴影,沿肺门周围分布,伴有右心扩大。

(3)动脉血气:代谢性酸中毒或呼吸性酸中毒,或混合型酸中毒,动脉血氧分压下降,动脉血二氧化碳分压升高。

(4)DIC 相关检查:血小板迅速减少、凝血酶原时间及活化部分凝血活酶时间延长、纤维蛋白原<1.5 g/L、纤维蛋白降解产物>20 mg/L、3P 试验(+)。

在基层医院可采用试管法粗测纤维蛋白原:如凝血时间<6 分钟,提示纤维蛋白原正常;6～30 分钟或凝血后溶解,提示纤维蛋白原 1.0～1.5 g/L;如>30 分钟不凝血,提示纤维蛋白原<1.0 g。

四、诊断要点

羊水栓塞是可以根据临床表现作出快速诊断的疾病,及时识别羊水栓塞是抢救成功的关键。根据分娩(或者钳刮及破水)期间出现的上述临床表现,即可作出初步诊断,并立即进行抢救。情况允许时可完善如心电图、胸片、动脉血气等辅助检查,以帮助诊断及观察病情的进展情况。

五、鉴别要点

(一)心源性猝死

此类患者绝大多数有器质性心脏病,大多数为恶性心律失常引起,可有过度劳累或电解质失衡等诱因。

(二)肺栓塞

长期卧床、手术创伤是肺栓塞的高危因素,深静脉血栓突然脱落是肺栓塞的常见原因。一般以呼吸困难为主要临床表现。

(三)脑栓塞

细菌性心内膜炎时附壁血栓脱落,脑血栓形成。多见于高血压或血黏稠度高的患者。

(四)过敏性休克

一般情况下见于抗生素过敏患者,可伴有全身过敏性表现。

(五)失血性休克

出血量应该与休克程度相符,出血量多时才出现凝血功能异常。而羊水栓塞的特点是出血早期即出现凝血功能障碍。

(六)急性左心衰及肺水肿

多有心脏病病史,可有输液过快、应激、高血压等诱因。有急性心力衰竭的临床表现,如咳粉红色泡沫痰、听诊肺底有湿啰音等。

六、治疗

羊水栓塞抢救成功的关键在于早诊断、早处理,最初阶段主要是抗休克、抗过敏,解除肺动脉高压,纠正缺氧及心力衰竭。DIC 早期阶段应积极补充凝血因子,晚期注意抗纤溶治疗。少尿或无尿阶段要及时应用利尿剂。在基层医院尽早处理妊娠子宫也是抢救成功的关键。

(一)抗过敏

一旦怀疑羊水栓塞,可立即给予地塞米松 40 mg,其中 20 mg 静脉注射,20 mg 静脉滴注。也可给予氢化可的松 200 mg 加于 10%葡萄糖 100 mL 快速静脉滴注,之后给予 300~800 mg 加于 5%葡萄糖 250~500 mL 静脉滴注,每天用量为 500~1 000 mg。

(二)改善低氧血症

面罩供氧,及早进行机械通气,改善脑缺氧及其他组织缺氧。

(三)解痉

(1)前列地尔(1 μg/mL)静脉泵入,10 mL/h。

(2)罂粟碱 60 mg+25%葡萄糖液 20 mL 缓慢静脉推注,每天用量不超过

300 mg。

（3）氨茶碱 250 mg 加于 10 mL 葡萄糖液中静脉推注，可松弛支气管平滑肌及冠状动脉血管。

（4）心动过缓时给予阿托品 1 mg 静脉推注，每 10～20 分钟重复 1 次。

（四）抗休克

（1）补充血容量：快速输注晶体液补充前负荷，尽快补充红细胞及新鲜血浆，监测中心静脉压以指导补液速度。

（2）升压药物：多巴胺 40 mg 加于 5％葡萄糖液 250 mL 中静脉滴注，以 20 滴／分开始，根据病情调节滴速。

（五）防治 DIC

（1）肝素：DIC 的高凝期（羊水栓塞发生 10 分钟以内）一般可用肝素 50 mg 加于生理盐水 100 mL 静脉滴注，1 小时滴完。此阶段往往不易捕捉到，如应用肝素导致出血，可给予鱼精蛋白 1 mg 对抗肝素 100 IU。

（2）凝血物质：在疾病的后期应补充凝血物质，包括新鲜血、血浆、纤维蛋白原、血小板、凝血酶原复合物。纤维蛋白原每补充 3～4 g，可使血浆纤维蛋白原上升 1 g/L。

（3）抗纤溶药物：D-二聚体或纤维蛋白降解产物升高时需进行抗纤溶治疗，可用氨甲环酸 1 g 静脉滴注，必要时重复给药。也可用 6-氨基己酸 4～6 g 加于 5％葡萄糖或生理盐水 100 mL 静脉滴注。

（六）防治心力衰竭

可用快速洋地黄制剂静脉注射，毛花苷 C 0.2～0.4 mg 稀释于 25％葡萄糖液 20 mL，静脉注射，必要时 4～6 小时重复 1 次。辅以呋塞米 20～40 mg 静脉注射，以防治心力衰竭。

（七）纠正酸中毒

常用 5％碳酸氢钠 250 mL 静脉滴注。

（八）抗生素的应用

应选用对肾脏毒性较小的广谱抗生素，剂量要大。

（九）产科处理

原则上应在产妇呼吸循环功能得到明显改善，并已纠正凝血功能障碍后进行。在第一产程发病时，应立即考虑剖宫产以去除病因，防止病情恶化。在第二产程发病时,应在抢救产妇的同时,及时阴道助产结束分娩。对一些无法控制的产后出血,即使在休克状态下,亦应在抢救休克的同时尽早行子宫全切术。

七、注意事项

(1)羊水栓塞为产科第一急症,对高危患者的识别和疾病早期的及时诊断是抢救成功的关键。医疗机构应制定本单位的羊水栓塞紧急抢救流程并进行全员培训,定期进行应急演练。一旦怀疑羊水栓塞,应立即启动抢救流程。

(2)及时的产科处理对于抢救成功与否极为重要。羊水栓塞发生于胎儿娩出前,应积极改善呼吸循环功能、防止 DIC、抢救休克等。如发生于胎儿娩出后,应密切注意出血情况,如有大出血且血液不凝者,应立即行子宫切除术。

(3)对于缩宫素的应用目前尚有争议,如尚未分娩,应立即停止使用缩宫素,但产后为防止大出血,权衡利弊还是使用缩宫素为宜。

(4)强调多学科合作的重要性:羊水栓塞的抢救需以产科医师为主导,麻醉科医师的气道开放、液体支持治疗、维持生命体征,以及内科医师对于心、脑、肾等重要脏器的保护治疗都对改善疾病预后有重要作用。

(5)注意及时进行医患沟通,需有专人告知家属疾病的危急程度及治疗进展,尽量减少医疗纠纷。

第二节 子宫破裂

一、概述

子宫破裂是指在妊娠晚期或分娩期子宫体部或子宫下段发生裂开,是危及母儿生命的严重并发症,近年来随着剖宫产率、宫腔手术的增加有上升趋势。

二、高危因素

(1)瘢痕子宫:如剖宫产术、子宫腺肌瘤或肌瘤切除术、子宫角或间质部切除术后,尤其前次切口愈合不良、剖宫产后间隔时间过短再次妊娠者,临产后发生子宫破裂的危险性更大。

(2)梗阻性难产:主要见于高龄孕妇、头盆不称、软产道阻塞、胎位异常等均可因胎先露下降受阻,为克服阻力子宫强烈收缩,使子宫下段过分伸展变薄发生子宫破裂。

（3）子宫收缩药使用不当：不当的使用子宫收缩药，可导致子宫收缩过强造成子宫破裂。

（4）产科手术损伤：中-高位产钳牵引、毁胎术、穿颅术可因器械、胎儿骨片损伤子宫导致子宫破裂，强行剥离植入性胎盘或严重粘连胎盘，也可引起子宫破裂。

（5）其他子宫发育异常或多次宫腔操作，局部肌层菲薄可导致子宫破裂。

三、临床表现

子宫破裂多发生于分娩期，部分发生于妊娠晚期。按其破裂程度，分为完全性破裂和不完全性破裂，子宫破裂发生通常是渐进的，多数由先兆子宫破裂进展为子宫破裂。

（一）先兆子宫破裂表现

（1）子宫呈强直性或痉挛性过强收缩，产妇烦躁不安，呼吸、心率加快，下腹剧痛难忍，出现少量阴道流血。

（2）因胎先露部下降受阻，子宫收缩过强，子宫体部肌肉增厚变短，子宫下段肌肉变薄拉长，在两者间形成环状凹陷，称为病理性缩复环。可见该环逐渐上升达平脐或脐上位置，压痛明显。

（3）膀胱受压充血，出现排尿困难及血尿。

（4）因宫缩过强、过频，胎儿触不清，胎心率加快或减慢或听不清。

（5）胎心监护显示重度变异减速或延长减速。

（二）子宫破裂

（1）不完全性子宫破裂：子宫肌层部分或全层破裂，但浆膜层完整，宫腔与腹腔不相通。多见于子宫下段剖宫产切口瘢痕破裂，常缺乏先兆破裂症状，仅在不全破裂处有压痛，体征也不明显。若破裂口累及两侧子宫血管，可导致急性大出血或形成阔韧带内血肿，查体可在子宫一侧扪及逐渐增大且有压痛的包块，多有胎心率异常。

（2）完全性子宫破裂：子宫肌壁全层破裂，宫腔与腹腔相通，称为完全性子宫破裂。继先兆子宫破裂症状后，产妇突感下腹一阵撕裂样剧痛，子宫收缩骤然停止。腹痛稍缓和后，待羊水、血液进入腹腔，又出现全腹持续性疼痛，并伴有低血容量休克的征象，胎心、胎动消失。阴道检查可有鲜血流出，胎先露部升高，开大的子宫颈口缩小。

四、诊断要点

典型子宫破裂根据病史、症状、体征容易诊断。结合前次剖宫产史、子宫下段压痛、胎心异常、胎先露部上升、子宫颈口缩小等均可确诊。B超检查能协助确定破口部位及胎儿与子宫的关系。胎心率加快或减慢或听不清,胎心监护显示重度变异减速或延长减速。

五、鉴别要点

(一)胎盘早剥

常伴有妊娠期高血压疾病史或外伤史,子宫呈硬板状,胎位不清,阴道出血与贫血程度不成正比,B超检查常有胎盘后血肿或胎盘明显增厚。

(二)难产并发腹腔感染

有产程长、多次阴道检查史,腹痛及腹膜炎体征;阴道检查胎先露部无上升、子宫颈口无回缩;查体及B超检查发现胎儿位于宫腔内、子宫无缩小;患者常有体温升高和白细胞计数增多。

六、治疗

在输液、输血、吸氧等抢救休克的同时,给予大剂量抗生素预防感染。

(一)先兆子宫破裂

应立即抑制子宫收缩,肌内注射哌替啶100 mg或静脉全身麻醉,之后立即行剖宫产术。

(二)子宫破裂

无论胎儿是否存活,均应尽快手术治疗。

(1)子宫破裂时间在12小时以内,裂口边缘整齐,无明显感染,需保留生育功能者,可考虑修补缝合破口。

(2)破裂口较大或撕裂不整齐且有感染可能者,考虑行子宫次全切除术。

(3)子宫裂口不仅在下段,且自下段延及子宫颈口者,考虑行子宫全切术。

(4)前次剖宫产瘢痕裂开,如产妇已育有子女,应行裂口缝合术,同时行双侧输卵管结扎术。

(5)阔韧带存在巨大血肿时,为避免损伤周围脏器,必须打开阔韧带,游离子宫动脉的上行支及其伴随静脉,避免损伤输尿管或膀胱。如术时仍有活跃出血,可先行同侧髂内动脉结扎术以控制出血。

(6)仔细检查膀胱、输尿管、子宫颈和阴道,如发现有损伤,应同时行脏器修补术。

手术原则:尽量缩短手术时间,简单、迅速达到止血目的。严重休克者应尽可能就地抢救,若必须转院,应输血、输液、包扎腹部后方可转送。

七、注意事项

子宫破裂并发症严重、死亡率高,应加强围生期保健,进行预防。

(1)做好产前检查,有瘢痕子宫、产道异常等高危因素者,应提前入院待产。

(2)对前次剖宫产切口为子宫体部切口、子宫下段切口有撕裂、术后感染愈合不良者,均应行剖宫产终止妊娠。

(3)严密观察产程进展,警惕并尽早发现先兆子宫破裂征象,并及时处理。

(4)严格掌握缩宫素应用指征,诊断为头盆不称、胎儿过大、胎位异常或曾行子宫手术者产前均禁用;应用缩宫素引产时,应有专人守护或监护,严防发生过强宫缩,禁用前列腺素制剂引产,同时产房应具备紧急实施剖宫产手术条件。

(5)正确掌握产科手术助产的指征及操作常规,阴道助产术后应仔细检查子宫颈及宫腔,及时发现损伤并给予修补。

(6)结合前次剖宫产史、子宫下段压痛、胎心异常、胎先露部上升、子宫颈口缩小等均可确诊。B超检查能协助确定破口部位及胎儿与子宫的关系。

(7)治疗原则为尽快手术治疗,并尽量缩短手术时间,简单、迅速达到止血目的。

第三节　下生殖道损伤

胎儿经阴道分娩时,宫颈、阴道、会阴都极度扩张,整个下生殖道和邻近器官(膀胱、尿道、直肠)都可能发生损伤,常见的有宫颈裂伤、阴道裂伤、会阴裂伤与阴道和会阴深部血肿形成。产道机械性梗阻、巨大胎儿、胎儿异常、宫缩过强等都是生殖道损伤的高危因素。临床上更多的损伤多发生在协助胎儿娩出所采用的各种阴道助产手术过程中,如产钳术、胎头吸引、臀位牵引术及助产术等。操作者努力提高诊疗操作水平,掌握各种手术指征及正确实施方法,下生殖道损伤是可以被有效控制的。

一、分类及临床表现

(一)会阴阴道裂伤

会阴裂伤和阴道裂伤常常伴发,根据范围不同,会阴的裂伤分为以下四度。①Ⅰ度裂伤:阴蒂、尿道口周围、大小阴唇皮肤黏膜的裂伤,处女膜环断裂,会阴皮肤裂伤。②Ⅱ度裂伤:裂伤达会阴深浅横肌,或深达肛提肌及其筋膜,常沿两侧阴道沟向上延长,严重的可达阴道后穹隆。③Ⅲ度裂伤:在Ⅱ度裂伤基础上深度累及肛门括约肌。④Ⅳ度裂伤:Ⅲ度裂伤并发直肠黏膜裂伤。

阴道裂伤包括表浅的黏膜裂伤、深及盆底组织的裂伤和大面积的阴道壁裂伤。常见的会阴侧切部位的顶点向上纵行裂伤,甚至可以延伸至阴道顶端,其深度也各有不同,个别深度裂伤可达耻骨下支,有时可有数个裂口,直到穹隆。阴道裂伤还可以向外、向内延伸,甚至累及小阴唇或尿道旁组织。形成阴道裂伤的主要原因包括胎儿过大、急产、阴道壁充血水肿等。但产钳使用不当是最重要的原因,胎头旋转不完全,而产钳勉强交合,牵引时,又未沿产道、产轴进行。

(二)宫颈裂伤

常见的宫颈裂伤是纵行裂伤。撕裂位置多位于三点或九点,裂伤有时可深达阴道穹隆部。子宫颈环形撕裂较少见,上唇或下唇的内面因暴力而发生环形撕裂和翻出。宫颈撕裂常发生在胎儿过大、急产、产钳助产不当,以及臀位牵引术后用暴力牵拉胎头时,如撕裂过大过深,或累及血管,均可导致大量出血。

(三)外阴阴道血肿

外阴阴道血肿分两种:一种是开放性血肿,见于会阴阴道裂伤或会阴切开术后切口裂伤,缝合修复时止血不彻底,残留死腔,导致血液局部积聚形成;另一种是闭合性血肿,可发生于产程活跃期、分娩期和产褥期。尽管分娩过程中胎儿始终试图以最小径线通过产道的最大径线,但是产妇阴道会阴软组织仍然会极度扩张,黏膜以下部位血管因牵拉断裂导致自发性的闭合血肿形成,如果孕妇合并妊娠期高血压疾病、营养不良、低蛋白血症等情况,就更容易出现外阴阴道水肿。急产、产钳助产会因为产道扩张不充分而导致血肿发生。血肿多位于外阴深部及阴道下段侧壁,表现为会阴、阴道局部逐渐加重的胀痛、肿块、瘀斑,触痛明显。由于盆底组织的疏松结构,阴道血肿可以沿阴道侧壁扩散形成巨大血肿,甚至压迫直肠、尿道,引起肛门坠胀和排尿障碍,阴道检查有助于明确血肿的存在、位置、范围大小。在妊娠期高血压疾病的情况下,外阴、阴道,甚至阔韧带内都可以有自发性血肿,有时血肿巨大,腹部可以扪及包块,而子宫可被推向一侧。

(四)膀胱破裂

阴道壁以及相邻的膀胱弹性均较大,如在术前常规导尿,则在行阴道的一般助产术时,不易发生破裂,但如因胎位异常等情况行毁胎术,胎儿锐利的骨片或术者器械操作不当,均可能刺破阴道前壁及膀胱,以上各种损伤都可导致出血,特别是妊娠期盆底组织血供丰富,如损伤严重,可发生大量出血。

二、治疗

下生殖道组织血管丰富,容易愈合,但是妊娠和分娩期的生理性改变使得组织充血、水肿,并且容易发生累及宫颈、阴道、会阴的复合性损伤,手术修补要求严格止血、分层对合。组织之间对合牢固但无张力,否则容易因为继发性肿胀导致张力过大,局部缺血坏死而影响预后。阴道、宫颈的损伤往往较深,应适当麻醉患者后摆好其体位,以充分暴露手术视野。良好的照明和熟练的助手也是做好修补手术不可或缺的重要因素。

(一)会阴阴道裂伤

会阴裂伤和阴道裂伤常常同时发生,对于新鲜的裂伤,只要注意消毒止血,正确辨认其解剖结构,并及时正确修补缝合,恢复原有解剖结构,即使是Ⅲ度裂伤,成功率也可达到99%。

Ⅰ度会阴阴道裂伤可能伴有阴蒂及尿道口周围、大小阴唇皮肤黏膜损伤、处女膜环断裂。可选用2-0可吸收线间断缝合止血,恢复组织结构。Ⅰ度会阴裂伤的会阴体皮肤损伤较小,组织缝合对合良好后皮肤可以自然贴合,一般不需单独缝合。

Ⅱ度裂伤会导致会阴浅横肌、深横肌甚至肛提肌及其筋膜断裂,向内沿两侧阴道沟上延形成阴道后壁舌形撕裂。缝合中要注意充分暴露阴道裂伤的顶端,必要时可用纱布填塞阴道后穹隆以协助暴露。2-0可吸收线缝合阴道壁黏膜,部位要超过裂口顶端0.5 cm以上;2-0可吸收线间断缝合撕裂的会阴体肌层,缝合会阴皮下组织;3-0可吸收线行会阴皮内缝合,丝线外缝合定期拆线亦可。术后取出填塞的阴道纱布,先后行阴道和直肠指检,检查有无血肿、直肠黏膜有无损伤或贯穿缝合。

Ⅲ度和Ⅳ度裂伤因为涉及肛门括约肌功能恢复,重点在于恢复正常解剖层次和结构,应当由高年资医生实施修补手术。在阴道穹隆部填塞纱布,阻挡宫腔内出血,以免影响手术视野;充分清洁冲洗创面,严格消毒;直肠内塞入纱条防止肠内容物污染,使用 3-0 可吸收线,由直肠裂口顶端上 0.5 cm 处开始间断内翻缝合黏膜下层,不能穿透黏膜,边缝边退出纱条,再间断内翻缝合直肠肌层和筋膜。鼠齿钳(Allis 钳)钳夹两侧挛缩的肛门括约肌断端,可用剪刀锐性游离部分断端以便于缝合,用 7 号丝线端端缝合或重叠缝合两针,嘱患者做缩肛运动,证实肛门括约肌收缩力。缝合两侧肛提肌,覆盖直肠壁。余步骤同Ⅱ度裂伤。术后无渣流质饮食 3 天,外阴部用 0.5% 碘伏溶液冲洗,术后第 4 天开始,每天口服乳果糖 20~30 mL,保持大便软化通畅。

对于创面较深的阴道裂伤,可以采取分层缝合,注意不留死腔。出血多的部位可以置橡皮引流条。对于弥漫性渗血的创面,缝合后可以用碘伏纱布阴道填塞,压迫 24 小时后取出。

(二)宫颈裂伤

阴道分娩和助产后要常规用无齿卵圆钳从 12 点部位开始交替检查宫颈一周,若发现累及穹隆的裂伤,还要经阴道探查子宫下段完整性。宫颈最常见的裂伤部位是 3 点和 9 点处。如果裂伤超过 1 cm,或伴活动性出血,应及时缝合。

用无齿卵圆钳分别钳夹两侧裂缘下端并向下牵拉,必要时配合阴道拉钩能充分暴露裂伤部位。使用 2-0 可吸收线,在裂伤顶端上 0.5 cm 处做"8"字缝合,然后间断全层缝合宫颈至游离边缘 0.5 cm 处。有环形裂伤者,行横行间断缝合。累及阴道穹隆的宫颈裂伤或宫颈裂伤向上超过宫颈阴道部不能完全暴露者,须剖腹探查,经腹修补,同时仔细探查子宫下段裂伤情况。

(三)外阴阴道血肿

外阴和阴道小的血肿,若无继续增大的趋势,没有感染征象,可以采取冰敷、加压包扎、阴道纱布填塞压迫等保守治疗方法处理。如果血肿持续增大,必须及时切开引流,寻找活动性出血点缝扎止血。若未发现明确的活动性出血灶,则清除积血、缝合关闭血肿腔隙、置引流条、术后加压包扎。

阴道血肿可以是闭合性血肿,也可以是阴道裂伤及会阴切开后小血管回缩止血不彻底导致的继发血肿。两者处理原则相同,都是要充分清除积血、止血、缝合关闭死腔。但阴道壁组织疏松,很容易在疏松结缔组织内形成无法被彻底清除的积血,此时充分引流就特别重要,缝合后可以用碘伏纱布填塞阴道,压迫 24 小时后取出。此外,要特别警惕阴道血肿向盆腔方向蔓延至阔韧带和后腹膜,患者会出现腹痛、腰痛以及难以用显性出血解释的血红蛋白进行性下降。这种情况就必须行开腹手术清除血肿。

(四)膀胱损伤

行毁胎术等操作后要常规检查阴道各个壁的完整性,当发生前壁损伤时需要观察尿液性状,必要时可以采取膀胱亚甲蓝溶液灌注,了解是否存在膀胱壁缺损。新鲜的膀胱损伤若得到及时修补,预后良好。但是如果术中未及时发现而形成陈旧性损伤,即膀胱阴道瘘,手术就相对复杂很多。

阴道分娩或助产术后发生的下生殖道损伤,往往伴有较多的出血、长时间的操作,术中、术后应根据产妇的具体情况予以补液、输血,术后常规予以抗生素预防感染。

三、预防

分娩期下生殖道损伤当以预防为主,尽量降低其发生率,防止严重并发症发生,这也是评价产科质量的标准之一。

(一)掌握阴道分娩产程的要点

掌握阴道分娩产程正确处理方法及各种阴道助产术的适应证、禁忌证,这是防止各种下生殖道损伤的关键。例如,宫颈口未开全时禁止使用产钳术,禁用高位产钳助产;禁止滥用宫缩剂,人为造成急产等。

(二)全面了解产妇全身及产科情况

在试产和实施助产前,系统全面地了解产妇全身及产科情况,详细内容如下所述。

(1)了解产妇有无妊娠合并症及并发症,以及其严重程度,以便做出分娩方式的选择和术前准备。

(2)了解产妇的骨产道、软产道情况,孕妇宫高腹围,超声下胎儿径线,综合评估是否存在显著头盆不称。

(3)阴道助产前需要充分的、适宜的麻醉,以保持会阴和盆底软组织的松弛。

(4)开放静脉通道,以备必要时静脉给药、输血。

(5)阴道助产术前导尿,保持膀胱空虚。

(6)阴道分娩,特别是手术助产后常规检查宫颈、阴道、外阴及会阴部情况,有无撕裂血肿等,检查应仔细完全,避免遗漏。

第四节　产　后　出　血

一、概述

产后出血仍是目前我国孕产妇死亡的首要原因。避免产后出血所导致的孕产妇死亡的关键在于早期诊断和正确处理。同时,预防产后出血的发生也是降低其所致孕产妇死亡的重要措施之一,因此本节也介绍了产后出血的各项预防措施。

二、临床表现

(一)症状

出血量<1 000 mL 常无明显症状,当出血量超过血容量的 20％才可出现早期失血性休克的表现。失血性休克的相关症状包括头晕、乏力、心悸等,患者的神志在早期可呈兴奋、烦躁、焦虑或激动,严重出血可表现为表情淡漠、意识模糊,甚至昏迷。然而,患者所表现出的临床症状的严重程度在很大程度上取决于个体的失血量、血容量、贫血情况等。临床症状的严重程度与失血量的多少不一定成正相关,需注意的是血容量与体重、是否贫血、有无子痫前期等密切相关。

(二)体征

(1)阴道流血:不同原因所致的阴道流血的表现形式不同。如胎儿娩出后立即出现的阴道流血,色鲜红,应考虑软产道裂伤;胎儿娩出几分钟后流血,色较暗,应考虑为胎盘因素;胎盘娩出后流血,多为宫缩乏力或胎盘胎膜残留;持续性阴道流血且血液不凝固,考虑凝血功能障碍。

(2)皮肤:面颊、口唇和皮肤色泽呈苍白或青紫,四肢冰冷。

(3)心率和脉搏:心率和脉搏增快。

(4)血压:休克前孕妇血压可逐渐下降,其变化常不明显;严重产后出血才表现为低血压、脉差缩小,休克指数>1。如果休克指数>1.5,常提示非常严重的出血。

(5)尿量:严重大出血时尿量减少。

三、诊断要点

(一)诊断标准

(1)产后出血:胎儿娩出后 24 小时内,阴道分娩者出血量≥500 mL 或剖宫产分娩者出血量≥1 000 mL。

(2)严重产后出血:胎儿娩出后 24 小时内,阴道出血量超过 1 000 mL。

(3)难治性产后出血:经子宫收缩药、持续性子宫按摩或按压等保守措施仍无法止血,需要外科手术、介入治疗甚至切除子宫予以处理的严重产后出血。

(二)失血量的估计方法

诊断产后出血的关键在于对失血量有正确的测量和估计,方法多样,可综合评估。

(1)称重法:敷料使用前后的重量差值即为出血量,注意应除去冲洗液、消毒液和尿的重量。

(2)容积法:用专用的容器接血,再以量杯测量出血量。

(3)面积法:接血纱布单层(干)每 50 cm^2(约 7.07 cm×7.07 cm)血湿面积约等于 1 mL 血液(估计),现手术室常用纱布大小为 42 cm×30 cm,干纱布被血液浸湿后血量 25~30 mL(根据浸湿程度而定)。

(4)休克指数法:休克指数=心率/收缩压(mmHg)。

(5)血红蛋白含量测定:血红蛋白每下降 10 g/L,失血 400~500 mL。但是在产后出血早期,由于血管收缩,储存血进入循环血液中,血红蛋白值常不能准确反映实际出血量。

(6)监测生命体征、尿量和精神状态。

四、预防

(一)加强产前保健

产前积极治疗基础疾病,充分认识产后出血的病因和高危因素。高危孕妇尤其是凶险性前置胎盘、胎盘植入者,应于分娩前转诊到有输血和抢救条件的上级医院分娩。

(二)积极处理第三产程

能够有效降低产后出血量和发生产后出血的危险度。

(1)预防性使用子宫收缩药:首选缩宫素,使用方法为头位胎儿前肩娩出后、胎位异常胎儿全身娩出后、多胎妊娠最后一个胎儿娩出后予以缩宫素 10 U 加入

500 mL 液体中,以 100～150 mL/h 静脉滴注或肌内注射。预防剖宫产产后出血还可考虑使用卡贝缩宫素 100 μg 单剂量静脉推注。如果缺乏缩宫素,也可选择使用麦角新碱或前列腺素制剂。

(2)延迟钳夹脐带和控制性牵拉脐带:胎儿娩出后 1～3 分钟再钳夹脐带。仅在怀疑胎儿窒息而需要及时娩出并抢救的情况下才考虑娩出后立即钳夹并切断脐带。

控制性牵拉脐带以协助胎盘娩出并非预防产后出血的必要手段,仅在接生者熟练牵拉方法且认为确有必要时选择性使用。

(3)预防性子宫按摩:预防性使用宫缩剂后,不常规进行预防性的子宫按摩来预防产后出血。但是,接生者应该在产后常规触摸子宫底,了解子宫收缩情况。如果子宫收缩差,应持续按摩或按压子宫,并加强宫缩。

(三)密切观察产妇的情况

产后 2 小时或有高危因素者产后 4 小时是发生产后出血的高危时段,应密切观察子宫收缩情况、出血量多少,以及产妇生命体征等,并应及时排空膀胱。宫缩差者需按摩子宫,必要时双合诊按压。

五、治疗

(一)一般治疗

(1)呼救:向有经验的助产士、上级产科医师、麻醉医师等求助。

(2)建立双静脉通道,积极补充血容量。

(3)合血并通知血库和检验科做好准备。

(4)监测出血量和生命体征,留置尿管,记录尿量。

(5)保持气道通畅,必要时给氧。

(6)实验室检查(血常规、凝血功能、肝肾功能等)并动态监测。

(二)病因治疗

1.子宫收缩乏力的处理

(1)子宫按摩或压迫法:可采用经腹按摩或经腹经阴道联合按压,按摩时间以子宫恢复正常收缩并能保持收缩状态为止,要配合应用子宫收缩药。

(2)应用子宫收缩药。①缩宫素:10 U 肌内注射,或子宫肌层或子宫颈注射,再以 10～20 U 加入 500 mL 晶体液中静脉滴注,给药速度根据患者的反应调整,常规速度 250 mL/h,约 80 mU/min。大剂量应用时可引起高血压、水中毒和心血管系统不良反应;快速静脉注射未稀释的缩宫素,可导致低血压、心动过速和/或心律失常,禁忌使用。24 小时总量应控制在 60 U 内。②卡贝缩宫素:使用方法同预防产后出血,对于已经控制的产后出血,仍可考虑使用 100 μg 卡贝缩宫素来维持较长时间的子宫收缩。③卡前列素氨丁三醇:250 μg 深部肌内注射或子宫肌层注射,3 分钟起作用,30 分钟作用达高峰,可维持 2 小时;必要时重复使用,总量不超过 2 000 μg。哮喘、心脏病和青光眼患者禁用,高血压患者慎用;不良反应轻微,偶尔有暂时性的恶心、呕吐等。④麦角新碱、米索前列醇及其他前列腺素制剂:在没有明显禁忌证的时候均可使用。

(3)止血药物:氨甲环酸,1 次 0.25～0.50 g 静脉滴注或静脉注射,1 天 3～4 次。如合并凝血功能异常,需补充凝血因子等。

(4)手术治疗:在上述处理效果不佳时,可根据患者情况和医师的熟练程度选用宫腔填塞、子宫压迫缝合术、盆腔血管结扎、经导管动脉栓塞术、子宫切除术等手术方法。

2.产道损伤的处理

(1)缝合时注意恢复原解剖结构,注意有无多处损伤。

(2)损伤严重者,尽早呼叫有经验的上级医师协助诊治,必要时麻醉下进行缝合,充分暴露手术视野。

(3)如发生子宫内翻,产妇无严重休克或出血,子宫颈环尚未缩紧,可立即将内翻子宫体还纳,还纳困难者可在麻醉后还纳。还纳后静脉滴注缩宫素,直至宫缩良好后将手撤出。如经阴道还纳失败,可改为经腹子宫还纳术;如果患者血压不稳定,在抗休克同时行还纳术。

(4)如发生子宫破裂,立即开腹行手术修补或行子宫切除术。

3.胎盘因素的处理

胎儿娩出后,在规定时限内尽量等待胎盘自然娩出。①胎盘滞留伴出血:对胎盘未娩出伴活动性出血者,可立即行人工剥离胎盘术,并加用强效子宫收缩药。②胎盘残留:对胎盘、胎膜残留者,应用手或器械清理,动作要轻柔,避免子宫穿孔。有条件者可在 B 超监测下清宫,清宫时如果出血凶猛,应当迅速停止手术并压迫止血,尽快输液,必要时输血。③胎盘植入。④凶险性前置胎盘。

4.凝血功能障碍的处理

(1)凝血因子:一旦确诊,应迅速补充相应的凝血因子,目标是维持凝血酶原时间及活化凝血酶原时间均<1.5 倍平均值,并维持纤维蛋白原水平在 1 g/L 以上。常用冷沉淀、新鲜冰冻血浆、血小板、凝血酶原复合物、纤维蛋白原等。

(2)血小板:产后出血尚未控制时,若血小板低于 $50×10^9/L$ 或血小板降低出现不可控制的渗血时,则需考虑输注血小板。治疗目标是维持血小板水平在 $50×10^9/L$ 以上。

(3)新鲜冰冻血浆:使用剂量为 $10～15\ mL/kg$。严重大出血者或休克患者,迅速补充 $600～1\ 000\ mL$ 新鲜冰冻血浆。

(4)冷沉淀:纠正纤维蛋白原缺乏($<1.5\ g/L$),常用剂量为 $1.0～1.5\ U/10\ kg$。

(5)纤维蛋白原:输入纤维蛋白原 $1\ g$ 可提升血液中纤维蛋白原 $0.25\ g/L$,1 次可输入纤维蛋白原 $4～6\ g$。

(三)输血治疗

提倡成分输血,结合临床实际情况,掌握好输血的指征,既要及时、合理地输血,又要尽量减少不必要的输血及其带来的相关不良结局。

(1)红细胞悬液:血红蛋白 $>100\ g/L$ 可不考虑输红细胞,血红蛋白 $<70\ g/L$ 应考虑输血,而血红蛋白 $<60\ g/L$ 几乎都需输血。如果出血较为凶险且出血尚未完全控制或继续出血的风险较大,可适当放宽输血指征,应尽量维持血红蛋白 $>80\ g/L$。每输注 2 个单位红细胞可使血红蛋白水平提高约 $10\ g/L$。

(2)凝血因子:补充方法同凝血功能障碍的处理。

六、注意事项

(1)有些产妇即使未达到产后出血的诊断标准,也会出现严重的病理生理改变,如子痫前期、妊娠合并贫血、脱水或身材矮小的产妇等,这些孕妇的血容量常常较少,应尤其重视。

(2)同样的失血量,不同体重孕妇的结局不同,体重重者血容量更多。最好能计算出失血量占总血容量的百分数,妊娠末期总血容量(L)的简易计算方法为孕末期体重(kg)×7‰×(1+40%),或非孕期体重(kg)×10%。

(3)失血速度也是反映病情轻重的重要指标,重症的情况包括:失血速度 $>150\ mL/min$;3 小时内出血量超过血容量的 50%;24 小时内出血量超过全身血容量。

(4)产后出血时一定要反应迅速。呼救、建立两条以上静脉通道、止血、合血、尽早抗休克治疗等同时进行,避免产妇出现失代偿。

第九章

妇产科常见病护理

第一节 先兆流产

先兆流产指妊娠 28 周前先出现少量阴道流血,常为暗红色或血性白带,无妊娠物排出,随后出现阵发性下腹痛或腰背痛。妇科检查宫颈口未开,胎膜未破,子宫大小与停经周数相符。经休息及治疗后症状消失,可继续妊娠。

先兆流产是自然流产发展的早期阶段,如继续发展,孕妇宫颈口出现扩张,即为难免流产。当部分或全部妊娠物排出宫腔,则为不全流产或完全流产。按照发生时间,流产发生在妊娠 12 周前,称为早期流产;发生在妊娠 12 周或之后者,称为晚期流产。

导致先兆流产的原因有母体原因、胚胎原因、父亲和环境等其他原因。宫颈功能不全,是晚期流产的母体原因之一。宫颈功能不全亦称子宫颈内口闭锁不全、子宫颈口松弛症。宫颈功能不全患者的宫颈含纤维组织、弹性纤维及平滑肌等均较少,或由于宫颈内口纤维组织断裂、峡部括约肌能力降低,使宫颈呈病理性扩张和松弛。子宫颈功能不全的表现主要是不明原因的晚期流产、重复性流产或早产。处理原则为手术治疗,一般选择在 12~18 周。

先兆流产的处理原则为卧床休息,减少刺激;及时了解胚胎发育情况,避免盲目保胎;胚胎发育正常,应针对原因积极保胎。

一、一般护理

(1)心理护理:根据患者不同的心理状态给予鼓励、安慰和帮助。做好患者和家属的思想工作,使患者的情绪得到稳定。

(2)保持病房安静,环境舒适,室内温度、湿度适宜。

(3)嘱患者卧床休息,禁止性生活、灌肠等,以减少各种刺激。提供适当的生活护理,一般阴道出血停止后 3～4 天可适当下床活动。

(4)饮食指导:根据自身特点合理饮食,保持良好的饮食习惯。饮食以清淡、富有营养、易消化食物为主。

二、保胎期间护理

(1)向患者说明保胎治疗的目的、意义,使患者积极配合治疗。

(2)遵医嘱给予药物治疗,并观察疗效和不良反应。黄体功能不足者,多给予黄体酮等孕激素;绒毛膜促性腺激素可促进黄体酮的合成,维持黄体功能;维生素 E 为抗氧化剂,有利于孕卵发育。

(3)严密观察患者腹痛的性质、部位,阴道出血情况。注意有无妊娠组织物的排出。患者腹痛、阴道出血加重或胚胎组织物排出,应及时通知医师,予以相应的检查及治疗,排出物送病理检查。

(4)保持外阴清洁,遵医嘱给予预防感染治疗。监测体温、血象,体温高于 38 ℃提示有感染可能。发现感染征象及时报告,按医嘱给予抗生素治疗,做好药物疗效和不良反应的观察及处理配合。

(5)B 超显示胚胎发育不良,HCG 持续不升或下降表明流产不可避免,应终止妊娠行清宫术者,遵医嘱做术前准备。

三、宫颈功能不全的护理

(1)手术治疗患者,执行阴道手术护理常规。

(2)手术前后根据妊娠周数监测胎心、胎动变化。

(3)术后根据医嘱给予激素及宫缩抑制剂。

(4)术后禁止性生活,定期随访,密切注意子宫收缩情况,已临产者立即拆除缝线。

四、健康指导

(1)正确指导患者休息及下床活动。如阴道出血,尽量卧床休息,不必过度紧张。当阴道出血停止或腹痛消失 3～4 天后,即可下床活动,但活动量不宜过大,以不感到劳累为宜。

(2)培养良好的生活习惯,禁止性生活,避免不必要的妇科检查。

(3)保持外阴清洁,勤换内裤及护垫,并做好消毒工作。

(4)指导患者如出现组织物排出、出血量增加或腹痛加剧等情况,应携带排出组织物立即去医院就诊。

第二节　子　宫　脱　垂

子宫从正常位置沿阴道下降,宫颈外口达坐骨棘水平以下,甚至子宫全部脱出阴道口以外,称为子宫脱垂,常伴有阴道前后壁膨出。

一、发病机制

妊娠、分娩,尤其是阴道助产,可能会使支持子宫的筋膜、韧带和盆底肌肉受到过度牵拉,张力降低甚至撕裂,如产后过早从事重体力劳动,未复旧的子宫可有不同程度的下移。多次分娩可增加盆底组织受损。此外,长期腹压增加、盆底组织发育不良或绝经后出现的支持结构萎缩以及医源性原因造成的盆腔支持结构的缺损都可能引起子宫脱垂。

二、临床表现

(一)症状

了解患者是否有下腹坠胀、腰痛症状,是否有排便排尿困难、尿路感染;是否有阴道肿物脱出;是否当腹内压增加时症状加重,经卧床休息后症状减轻。

(二)体征

妇科检查时嘱患者屏气,增加腹压可见子宫、阴道前后壁脱出伴有膀胱、直肠膨出。长期暴露的子宫可见宫颈及阴道壁溃疡。

三、治疗

除非合并张力性尿失禁,否则无症状者不需要治疗,有症状者采取保守治疗或手术治疗,治疗方案应个体化,治疗以安全简单和有效为原则。

四、护理评估

(一)健康史

详细询问患者年龄、月经史、婚育史,注意了解有无产程过长、阴道助产及盆底组织撕裂等病史,同时了解产褥期是否进行重体力劳动。评估有无慢性咳嗽、便秘等;评估患者是否存在营养不良或先天性盆底组织发育不良;评估患者是否伴有其他器官的下垂。

(二)心理-社会评估

评估患者对子宫脱垂的感受及治疗的认知；是否因疾病造成烦躁情绪；了解患者的性生活状况及夫妻关系；了解患者的人际关系；了解患者的经济水平等。

五、护理措施

(一)一般护理

指导患者避免重体力劳动，经常保持排便通畅，并治疗如慢性咳嗽、便秘等导致长期腹压增加的疾病。

(二)症状护理

(1)下腹部坠胀及腰痛患者：指导患者卧床休息，加强盆底肌肉锻炼。方法：用力收缩肛门 3 秒以上后放松，如此反复，每天 2～3 次，每次 10～15 分钟或150～200 次/天。锻炼时应注意放松腹肌、大腿、臀部肌肉。盆底肌肉锻炼适用于所有类型患者，重度脱垂患者手术治疗同时辅以盆底肌肉锻炼治疗效果更佳；盆底肌肉锻炼治疗辅助生物反馈治疗效果更佳。

(2)重度子宫脱垂并发宫颈及阴道壁溃疡者：指导患者遵医嘱给予 1∶5 000 高锰酸钾液或 1∶5 000 呋喃西林液温水坐浴，擦干后局部涂药，保持外阴清洁、干燥。

(3)重度子宫脱垂并发尿路感染、压力性尿失禁患者：指导患者多饮水以保证足够的尿量。

(三)用药护理

(1)绝经后妇女适量补充雌激素，但不建议长期使用，一般可指导局部涂含雌激素的软膏。

(2)中药补中益气汤(丸)调理，有促进盆底肌张力恢复、缓解局部症状的作用。

(3)局部溃疡应行阴道冲洗后涂抹 40％紫草油或抗生素软膏。重度子宫脱垂伴有盆底肌肉萎缩以及宫颈、阴道壁有炎症、溃疡者不宜使用子宫托，应给予局部上药。

(四)手术护理

(1)术前护理：执行妇科术前一般护理常规，另需按医嘱使用抗生素软膏及局部涂雌激素软膏，并在术前 3 天行阴道冲洗每天 2 次。

(2)术后护理：执行妇科术后一般护理常规，另需注意患者需卧床休息 3～

10 天,留置尿管 10～14 天。

(五)心理护理

(1)护士应亲切对待患者,耐心倾听其主诉。

(2)鼓励患者表达真实的内心感受,护士讲解本病治疗方法及术后的康复过程,鼓励患者参与医疗。

(3)由于长期子宫脱垂致行动不便,工作受到影响,患者烦恼,部分患者性生活受影响,护士应理解患者,帮助患者消除不必要的顾虑,协助其取得家人的理解和帮助,提供足够的支持系统。

六、健康指导

(1)指导患者随访:术后 2 个月门诊复查伤口情况,休息 3 个月,禁止盆浴和性生活 3 个月,6 个月内避免重体力劳动。

(2)教会患者放取子宫托的方法:放置子宫托前嘱患者排尽大小便,洗净双手、两腿分开蹲下,一手托子宫托柄使托盘呈倾斜状进入阴道口内,向阴道顶端旋转推进,直至托盘达子宫颈,放妥后,将托柄弯度朝前,正对耻骨弓。取出子宫托时,洗净双手,手指捏住子宫托柄,上、下、左、右轻轻摇动,待子宫托松动后向后外方牵拉,子宫托即可自阴道滑出,用温水洗净子宫托,拭干后包好备用。

(3)告知患者子宫托使用的注意事项:①放置前阴道应有一定水平的雌激素作用,绝经后妇女用子宫托前 4～6 周开始使用阴道雌激素霜。②子宫托每天早上放入阴道,睡前取出消毒后备用。③保持阴道清洁,经期和妊娠期停用。④上托后分别于第 1、3、6 个月到医院检查一次,以后每 3～6 个月到医院检查一次。

(4)指导患者盆底肌肉锻炼的方法,一般 4～6 周为一个疗程,长期坚持效果更好。

第三节　妊娠合并心脏病

妊娠合并心脏病(包括妊娠前已患有的心脏病、妊娠后发现或发生的心脏病)是妇女在围生期患有的一种严重的妊娠合并症。因妊娠、分娩及产褥期间心脏及血流动力学的改变,均可加重心脏疾病患者的心脏负担而诱发心力衰竭。特别是心功能较差者,在妊娠期 32～34 周、分娩期及产褥期 1 周内极易发生心力衰竭,在我国孕产妇死因顺位中高居第 2 位,位居非直接产科死因首位。凡不宜妊娠的心脏病孕妇,应在 12 周前行治疗性人工流产。由于正常妊娠的生理性变化,可以表现一些酷似心脏病的症状和体征,如心悸、气短、踝部水肿、乏力、心动过速等。心脏检查可有轻度扩大、心脏杂音。妊娠还可使原有心脏病的某些体征发生变化,增加心脏病诊断难度,可有劳力性呼吸困难、夜间端坐呼吸、咯血、发绀、杵状指、持续性颈静脉怒张、严重心律失常的心电图等作为诊断依据。其主要治疗有强心、利尿、扩血管、镇静、减少回心静脉血流量及应用抗心律失常药等,妊娠晚期主张放宽剖宫产的指征。及早诊断,严密监测,合理用药,控制诱发因素,适时终止妊娠及选择适当的分娩方式是降低母婴死亡的关键。

一、产前护理

(一)病情观察及评估

(1)目前临床上评估孕妇心功能以纽约心脏病协会(NYHA)的分级为标准,依据心脏病患者对一般体力活动的耐受情况,将心功能分为 4 级。

Ⅰ级:一般体力活动不受限制。

Ⅱ级:一般体力活动轻度受限制,活动后心悸、轻度气短,休息时无症状。

Ⅲ级:一般体力活动明显受限制,休息时无不适,轻微日常工作即感不适、心悸、呼吸困难,或既往有心力衰竭史者。

Ⅳ级:一般体力活动严重受限制,不能进行任何体力活动,休息时有心悸、呼吸困难等心力衰竭表现。

(2)根据病情严密观察生命体征,如孕妇的呼吸状况、心率快慢、有无活动受限、心脏增大、水肿等,并做好记录。注意有无早期心力衰竭的征象,发现异常立即报告医师。

早期心力衰竭的常见症状及体征:①轻微活动后即有胸闷、心悸、气短。②休息时心率每分钟超过 110 次,呼吸每分钟>20 次。③夜间常见因胸闷而坐起,或到窗口呼吸新鲜空气。④肺底部出现少量持续性湿啰音,咳嗽后不消失。

(3)胎儿监护:监测胎动、胎心及宫缩情况,以了解胎儿情况及产程情况,以便为分娩及手术做好准备。

(4)注意观察皮肤黏膜:是否完整及有无发绀、水肿等。

(5)维持体液平衡:严格记录出入量,每周测体质量 2 次。

(6)注意观察并及时发现与感染有关的征兆,遵医嘱合理使用有效抗生素。

(二)营养支持

要限制过度加强营养而导致的体质量过度增长。以体质量每周增长不超过
0.5 kg,整个妊娠期不超过 12 kg 为宜。保证合理的高蛋白、高维生素和铁剂的
补充,20 周以后预防性应用铁剂,防止贫血。多食蔬菜、水果,防止便秘加重心
脏负担。适当限制食盐量,一般每天食盐量不超过 4~5 g。妊娠 20 周后预防性
应用铁剂防止贫血,维持血红蛋白在 110 g/L 以上。

(三)活动与休息

每天至少睡眠 10 小时,并注意午间休息,宜采取左侧卧位或半卧位,根据心
功能情况,限制体力活动,避免过劳或情绪激动。

(四)用药护理

(1)准确执行医嘱,使用洋地黄类药物前后测量脉搏和心率,观察有无毒副
作用。

(2)严格控制输液速度,避免在短时间内输入大量液体。

(五)预防及治疗引起心力衰竭的诱因

预防上呼吸道感染,纠正贫血,治疗心律失常,防治妊娠期高血压疾病和其
他合并症与并发症。严格控制输液、输血的总量及滴速。

(六)心理护理

鼓励家属陪伴,给予心理安慰及精神支持,使患者心情舒畅,避免情绪激动。

二、分娩期护理

(一)心电监护

持续心电监护观察生命体征变化,密切观察产程进展,防止心力衰竭的
发生。

(1)观察宫缩时产妇心脏功能的变化,有无咳嗽、咳痰、气短、发绀、端坐呼
吸、颈静脉怒张等,重视其主诉,注意监测尿量。

(2)吸氧,宜左侧卧位或半卧位,防止仰卧位低血压综合征发生。

(3)指导产妇避免屏气用力,减轻心脏负担,可行会阴侧切术、胎头吸引术或
产钳助产术,尽可能缩短产程。

(4)若发现早期心力衰竭,协助孕妇采取坐位,双腿下垂,减少静脉血回流,
必要时给予四肢轮扎。高流量(6~8 L/min)面罩吸氧或加压供氧。

(5)预防产后出血及感染:胎儿娩出后,立即在腹部放置沙袋,以防腹压骤降,周围血液流向心脏而加重心脏负担。预防产后出血,在胎儿娩出前肩后立即静脉推注缩宫素,禁用麦角新碱,以防静脉压增高。产后出血过多时,遵医嘱及时输血、输液,注意输液速度不可过快。

(二)停用抗凝药

妊娠期使用抗凝药抗凝治疗者,分娩前遵医嘱嘱咐孕妇及时停用抗凝药。孕期口服抗凝药(如华法林)者终止妊娠前3～5天应停用口服抗凝药,改为低分子肝素或普通肝素皮下注射,调整 INR 至1.0左右择期分娩。如孕期使用低分子肝素者,分娩前至少停药12～24小时。使用普通肝素者,分娩前需停药4～6小时。使用阿司匹林者分娩前应停药4天以上。若孕妇病情危急,紧急分娩时未能停用普通肝素或低分子肝素抗凝治疗者,如果有出血倾向,谨慎使用鱼精蛋白拮抗;如果口服华法林,使用维生素 K_1 拮抗。

(三)鼓励产妇在两次宫缩间隙尽量充分休息

指导产妇以呼吸及放松技巧减轻不适。指导减轻宫缩痛的技巧,有条件者可予分娩镇痛,无分娩镇痛者可给予地西泮、哌替啶等镇痛。

三、产褥期护理

(一)营养支持

给予清淡饮食,少量多餐,预防便秘,必要时遵医嘱给予缓泻剂。

(二)活动与休息

产妇应半卧位或左侧卧位,有充足的睡眠和休息,必要时给予镇静剂。在心功能允许的情况下,鼓励早期下床适度活动,以减少血栓的形成。

(三)密切观察

产后72小时内严密监测生命体征、心功能状态,正确识别早期心力衰竭的表现。注意观察产妇会阴切口或腹部切口的愈合情况、恶露量及性状等,保持会阴部清洁,防止发生心力衰竭。

(四)严格记录24小时出入量

限制每天的液体入量和静脉输液速度,对无明显低血容量因素(大出血、严重脱水、大汗淋漓等)的患者,每天入量一般控制在 1 000～2 000 mL 或更少,保持每天出入量负平衡约500 mL。产后3天病情稳定后逐渐过渡到出入量平衡。

补液速度不宜过快,不超过 40～60 滴/分。

(五)用药护理

遵医嘱预防性使用抗生素及协助恢复心功能药物,并严密观察其不良反应,无感染征象时停药。

(六)心理护理

给予心理安慰及精神支持,使患者心情舒畅,避免情绪激动。促进亲子关系建立,避免产后抑郁发生。

(七)健康指导

(1)指导产妇选择合适的新生儿喂养方式:心功能Ⅰ～Ⅱ级的产妇可行母乳喂养,避免劳累。心功能Ⅲ级或以上者不宜喂乳,及时回乳,指导家属人工喂养的方法。

(2)建议适宜的避孕措施:不宜再妊娠的患者,在剖宫产的同时行输卵管结扎术或在产后 1 周做绝育手术。未做绝育术者应建议采取适宜的避孕措施,严格避孕。

(3)根据病情,定期产后复查。

四、并发症预防及护理

(一)急性心力衰竭

(1)体位:患者取坐位,双腿下垂,减少静脉血回流。

(2)吸氧:开始为 2～3 L/min,也可高流量给氧 6～8 L/min,必要时面罩加压吸氧或正压呼吸。

(3)按医嘱用药:防止产褥期组织内水分与强心药物同时回流入体循环,引起毒性反应,选择作用和排泄较快的制剂。

(4)其他:紧急状态下,可应用四肢轮流三肢结扎法,以减少静脉回心流量,对减轻心脏负担有一定的作用。

(二)亚急性感染性心内膜炎

妊娠期、分娩期及产褥期易发生菌血症,如泌尿生殖道感染,已有缺损或病变的心脏易发生感染性心内膜炎。需严格执行无菌操作,注意观察感染迹象,监测生命体征及白细胞变化保持皮肤干燥,注意口腔、皮肤、会阴等易感部位的卫生。保持病室环境清洁,保持室内适宜的温度和湿度,减少感染机会。遵医嘱给予抗生素预防感染。

(三)产后出血

观察子宫收缩及阴道出血量,如阴道流血量过多及因失血引起休克等相应症状及体征时,针对原因迅速止血,补充血容量纠正休克,及时预防感染。

(四)静脉栓塞及肺栓塞

妊娠期血液多呈高凝状态,增大子宫的压迫使盆腔及下腔静脉血流缓慢。若合并心脏病伴静脉压增高及静脉淤滞者,有时可发生深部静脉血栓,栓子脱落可诱发肺栓塞。注意观察有无小腿胀痛、腓肠肌轻压痛、局部沉重感等,严重者可能会出现咳嗽、胸痛、呼吸困难、休克等肺栓塞症状,发现异常及时通知医师。术后早期下床活动,增加下肢、盆腔血液循环,对于高危人群合理使用肝素类药物抗凝,均有利于防止血栓形成。

第四节　妊娠合并感染性疾病

妊娠合并感染性疾病后,病毒可直接通过胎盘屏障,而细菌、原虫、螺旋体则先在胎盘部位形成病灶后再感染胚胎或胎儿,引起不良后果。

一、TORCH 综合征

TORCH 是由一组病原微生物英文英文名称第一个首字母组合而成,其中 T 指弓形虫(toxoplasma),O 指其他(others),R 指风疹病毒(rubella virus,RV),C 指巨细胞病毒(cytomegalovirus,CMV),H 指人类免疫缺陷病毒(human immunodeficiency virus,HIV)。TORCH 综合征即 TORCH 感染。主要特点是孕妇感染后无症状或症状轻微,但可垂直传播给胎儿,造成宫内感染,导致流产、死胎、早产和先天畸形等,即使幸存,也可能遗留中枢神经系统等损害。药物治疗根据所感染的微生物采用相应的药物,如梅毒首选青霉素。妊娠早期确诊后可行治疗性流产;妊娠中期确诊为胎儿宫内感染、胎儿严重畸形亦应终止妊娠治疗。

(一)心理护理

正确对待患者,尊重患者,帮助其建立治愈的信心和生活的勇气。

（二）用药护理

遵医嘱给予药物治疗，首选青霉素。

（三）采取隔离措施

（1）阴道流血、流液、羊水以及恶露等都应严密隔离，所有用物专用，单独处理，避免交叉传染。

（2）尽可能使用一次性物品，使用后立即打包送供应室焚烧处理。

（3）做好彻底终末消毒工作。

（四）临产护理

临产时要特别注意防止产道损伤及新生儿产伤、窒息、羊水吸入等，以减少胎儿在分娩时经产道感染。

（五）新生儿的护理

（1）新生儿隔离监护，遵医嘱实施合理喂养。

（2）严格执行无菌操作，所有衣物、包被等需消毒后方可使用。

（3）观察体温、体质量、尿量、睡眠时间、全身皮肤及精神状况，如有异常及时处理。

（4）为防止交叉感染，新生儿沐浴应最后进行。

（六）健康指导

（1）治疗期间禁止性生活，性伴侣同时进行检查及治疗，治疗后进行随访。

（2）第1年每3个月复查1次，以后每半年复查1次，连续2～3年。

（3）梅毒患者如发现血清由阴性变为阳性或滴定度升高4倍或症状复发，应用加倍量治疗。

二、妊娠合并尖锐湿疣

尖锐湿疣是由人乳头瘤病毒感染引起的鳞状上皮疣状增生病变的性传播疾病，主要通过性交直接传播，其次通过污染的衣物、器械间接传播，新生儿通过患病母亲的产道感染引起婴幼儿呼吸道乳头状瘤。发病后症状常不明显，患者可有瘙痒、烧灼痛等宫颈炎、阴道炎与外阴炎的症状，局部有散在的乳头状疣，病程长者可见鸡冠状或菜花状团块，质柔软，表面湿润，呈粉红、暗红或污灰色，顶端可有角化或溃疡。本病主要采用局部物理治疗和手术切除。

（一）心理护理

尊重患者，耐心、热情、诚恳地对待患者，解除患者顾虑。

（二）病情观察

观察有无白带增多、外阴瘙痒等生殖道炎症的表现，症状出现时间及持续时间，同时了解治疗经过和用药反应等。

（三）采取隔离措施

（1）阴道流血、流液、羊水以及恶露等都应严密隔离，避免交叉传染。

（2）所有用物处理严格按《医疗废物处理条例》进行，避免交叉感染。

（四）外阴护理

妊娠期做好外阴部护理，如病灶大，且影响阴道分娩时，应选择剖宫产术，并做好术前准备。

（五）接产护理

接产时应尽量避免做对胎儿有损伤的手术操作。减少胎儿头皮与阴道壁的摩擦，特别注意防止产道损伤及新生儿产伤、窒息、羊水吸入等，以减少胎儿在分娩时经产道感染。

（六）新生儿的护理

（1）新生儿隔离监护，遵医嘱实施合理母乳喂养。

（2）严格执行无菌操作，所有衣物、包被等需消毒后方可使用。

（3）观察体温、体质量、尿量、睡眠时间、全身皮肤及精神状况，如有异常及时处理。

（4）为防止交叉感染，新生儿沐浴应最后进行。

（七）健康指导

（1）保持外阴清洁卫生，避免混乱的两性关系，贯彻预防为主的原则，并强调配偶或性伴侣同时治疗。

（2）被污染的衣裤、生活用品要及时消毒。

三、妊娠合并获得性免疫缺陷综合征

获得性免疫缺陷综合征简称艾滋病，是由人类免疫缺陷病毒（HIV）引起的一种以人体免疫功能严重损害为临床特征的性传播疾病。其主要传播途径包括性传播、血行传播、母婴垂直传播。目前无治愈方法，主要采用抗病毒药品及一般支持对症治疗，目的是攻击、破坏 HIV 及改善宿主免疫缺陷。宫内感染为 HIV 垂直传播的主要方式，可经胎盘在宫内传播感染胎儿，鉴于 HIV 感染对胎儿、新生儿高度的危害性,对 HIV 感染合并妊娠者建议终止妊娠。

(一)心理护理

为患者提供心理支持,尊重患者并给予关心、安慰,解除患者求医的顾虑。

(二)采取隔离措施

(1)患者住隔离室,室内用 0.2%～0.5%过氧乙酸溶液或 1 000～2 000 mg/L 有效氯含氯消毒剂喷雾。

(2)患者使用过的所有一次性用品应先消毒再统一处理;使用后的锐器直接放入不能刺穿的利器盒内;使用过的物品包括污染的棉球、棉签、纱布等需单独打包烧毁;阴道流血、流液、羊水以及恶露等都应严密隔离,避免交叉传染。

(三)采取自我防护措施

穿刺时戴好双层手套,避免针头、机械刺伤皮肤。严格执行手卫生规范。

(四)用药护理

遵医嘱积极治疗 HIV 感染的孕产妇,以降低其新生儿感染率。

(五)接产护理

接产时要特别注意防止产道损伤及新生儿产伤、窒息、羊水吸入等,以减少母婴传播。

(六)新生儿的护理

(1)新生儿隔离监护,不实施母乳喂养。

(2)严格执行无菌操作,所有衣物、包被等需消毒后方可使用。

(3)观察体温、体质量、尿量、睡眠时间、全身皮肤及精神状况,如有异常及时处理。

(4)为防止交叉感染,新生儿沐浴应最后进行。

(七)健康指导

(1)指导新生儿喂养:对艾滋病感染孕产妇及其家人进行婴儿喂养方式的可接受性、知识和技能、可负担性、可持续性等条件的综合评估。给予科学的喂养指导,提倡人工喂养,避免母乳喂养,杜绝混合喂养。无论采用何种婴儿喂养方式,均无需停止抗病毒治疗。对于选择母乳喂养的产妇,如因特殊情况需要停药,应用抗病毒药物至少要持续至母乳喂养结束后一周,指导正确的纯母乳喂养方式和乳房护理。告知母乳喂养时间最好不超过 6 个月,同时积极创造条件,尽早改为人工喂养。对选择人工喂养者,指导正确冲配奶粉、器具清洁消毒等。

(2)就医指导:产妇产后需继续抗病毒治疗,并到传染病医院正规治疗、随访。儿童出生后,及时提供抗病毒用药。艾滋病感染孕产妇所生儿童应纳入高危管理,于儿童满1个月、3个月、6个月、9个月、12个月和18个月的月龄时,分别进行随访和体格检查,观察有无感染症状出现。

(3)谨慎使用血液制品。

四、妊娠合并梅毒

梅毒是由梅毒螺旋体引起的一种慢性传染病,梅毒螺旋体侵入人体后大量繁殖,通过免疫反应引起局部破溃,形成硬下疳。经淋巴结和血液播散到全身组织器官,出现梅毒疹和器官损害如关节炎。根据病期可将梅毒分为早期梅毒与晚期梅毒。各期梅毒有上述相应的临床表现。隐性梅毒则无明显临床表现。梅毒经胎盘传给胎儿,导致胎儿自然流产或死产、早产或低出生体质量、新生儿死亡或婴儿感染,新生儿可出现骨软骨炎及骨膜炎、肝大、脾大、神经性耳聋等,病死率及致残率明显升高。妊娠合并梅毒的处理原则为早诊断,早治疗,疗程规则,剂量足够。治疗后定期进行临床和实验室随访。

(一)心理护理

妊娠期梅毒患者多数缺乏对疾病的基本认识,一旦确诊多表现为焦虑、悲观、恐惧,以致出现夫妻情感危机。有条件者应主动与患者交谈,了解其真实想法,发现患者担心的问题,进行耐心细致的解释和心理疏导,希望患者以正确的态度对待现实,争取患者配偶的支持。

(二)消毒隔离

孕妇入院后入住隔离病房或隔离产房,检查或护理过患者后要及时洗手,使用一次接生包,污染的棉球、棉签、纱布打包焚烧。每天对孕产妇居住病房及所用物品消毒,通常使用肥皂水和一般消毒剂,如乙醇等进行消毒后再高压消毒、灭菌处理。为未产检、未进行梅毒筛查、妊娠期梅毒未治疗或无产检孕妇急诊接产时做好个人防护。

(三)遵医嘱给予足疗程青霉素治疗

临床上可选择苄星青霉素或普鲁卡因青霉素。对青霉素过敏者,选用头孢菌素类抗生素或红霉素治疗。

(四)选择分娩方式

妊娠期已接受规范驱梅治疗并对治疗反应良好,分娩方式应根据产科指征确定,梅毒不是剖宫产指征。

(五)预防交叉感染

隔离产房分娩,专人观察助产,使用一次性接生包。由于病原体可通过产道传给新生儿,故在第二产程应尽量避免做对胎儿有损伤的手术操作。减少胎儿头皮与阴道壁的摩擦,防止由产道引起的母婴传播。

(六)母乳喂养指导

因婴儿可通过接触乳房或乳头感染梅毒,故不主张母乳喂养,应指导人工喂养的方法,并给予实施回乳措施。

(七)梅毒产妇随访

梅毒产妇产后继续传染科或皮肤性病科随访。遵医嘱继续完成青霉素治疗疗程。告知患者治疗后随访的时间:第1年每3个月复查1次,以后每6个月复查1次,连续2~3年。复查如发现血清学复发或症状复发应及时就诊。若治疗后6个月内血清滴度未下降4倍,应视为治疗失败或再感染,除需重新加倍治疗剂量外,还应行脑脊液检查,确定有无神经梅毒。多数一期梅毒在1年内,二期梅毒在2年内血清学试验转阴。少数晚期梅毒血清非螺旋体抗体滴度低水平持续3年以上,可诊断为血清学固定。

(八)新生儿随访

(1)对所有梅毒患儿和疑似患儿应及早采取床边隔离和保护性隔离。

(2)新生儿使用青霉素治疗10~15天,并分别于第2、4、6、9、12个月进行快速血浆反应素环状卡片试验的定量检查。没有接受治疗的患儿可每月检查1次。婴儿体检无异常发现,母亲性病研究实验室试验结果≤1∶2或快速血浆反应素环状卡片试验结果≤1∶4且得到恰当治疗者,或母亲在分娩前1个月恰当治疗者、抗体滴度降低超过4倍,无需对婴儿行有关临床和实验室的检测,可选择单纯观察或苄星青霉素治疗。梅毒母亲未经规范治疗,其新生儿需进行血常规、脑脊液、长骨X线检查,并需给予苄星青霉素治疗。诊断或高度怀疑婴儿先天性梅毒者同上检查和治疗。血清阳性未加治疗的婴儿,于生后第1、3、6和12个月时进行严密随诊。已予驱梅治疗的婴儿,定期检测抗体滴度下降情况。脑脊液异常者应每6个月复查脑脊液1次。若治疗曾中断1天以上,则整个疗程必须重新开始。所有有症状梅毒患儿,均应进行眼科检查。

(九)健康指导

(1)所有孕妇初次产前检查均应常规进行梅毒筛查,最好在妊娠3个月内开始首次产科检查,早期发现并及时治疗。

(2)确诊梅毒的孕妇,建议转诊到传染病医院或医院传染科或皮肤性病科进行正规治疗。孕妇梅毒血清学检查阳性,尽管曾接受过抗梅毒治疗,为保护胎儿,应再次接受抗梅毒治疗。

(3)未治疗的梅毒应治愈后再妊娠。

(4)注意卫生,防止传播他人。产检时所有用物均为一次性用物。

(5)避免不洁性行为。

(6)性伴侣必须同时检查和治疗。

五、妊娠合并病毒性肝炎

病毒性肝炎是由肝炎病毒引起,以肝细胞变性坏死为主要病变的传染性疾病,根据病毒类型分为甲型、乙型、丙型、丁型、戊型等,其中以乙型最为常见,我国约有 8% 的人群是慢性乙型肝炎病毒携带者。临床表现为身体不适、全身酸痛、畏寒、发热等流感样症状;乏力、食欲缺乏、尿色深黄、恶心、呕吐、腹部不适、右上腹疼痛、腹胀、腹泻等消化系统症状;皮肤和巩膜黄染、肝区叩痛、肝大、脾大因妊娠期受增大子宫的影响,常难以被触及。甲型、乙型、丁型病毒性肝炎黄疸前期的症状较为明显,而丙型、戊型病毒性肝炎的症状相对较轻。治疗主要是护肝对症支持治疗,预防并发症和感染,严密监测病情,对妊娠合并重度肝炎的产科处理是早期识别、适时终止妊娠、选择合适的分娩方式、做好围术期的处理。

(一)产前护理

1.心理护理

为患者提供心理支持,尊重患者并给予关心、安慰,避免情绪激动。

2.活动与休息

急性期应卧床休息。

3.加强营养

饮食宜清淡,必要时静脉输液,保证液体和热量的摄入。重症肝炎患者应低蛋白饮食,维持水、电解质、酸碱平衡。

4.用药治疗

保肝治疗,避免应用可能损害肝脏的药物。

5.病情观察及护理

(1)密切监护病情,保证休息,预防早产及妊娠高血压综合征的发生。

(2)遵医嘱定时进行肝功能、病毒血清的测定。

（3）注意观察孕妇的皮肤、巩膜及尿色的情况,出血及凝血功能情况,遵医嘱备好新鲜血液。

(二)分娩期护理

（1）密切观察产程进展,持续胎心监护,观察产妇生命体征及产程变化,严格执行无菌操作原则及消毒隔离制度。

（2）提供心理支持,及时了解孕妇心理状态,将孕妇安置于隔离待产室及产房待产分娩,提供安全、舒适的待产环境,满足其生活需要。

（3）遵医嘱应用缩宫素以减少产后出血,有出血倾向者,警惕弥散性血管内凝血临床体征,遵医嘱静脉给予止血药物,必要时输新鲜血。

（4）分娩结束后所有物品严格消毒,房间进行空气消毒,房间门窗、床及所接触的物品浸泡或喷洒消毒。活动性肝炎孕妇住院时应床边隔离,标志明显,检查或护理患者后要及时洗手。

(三)产褥期护理

1.隔离

严格卧床休息,行床旁隔离及消化道隔离。

2.病情观察及护理

（1）严密观察生命体征及病情变化,预防并发症,发现异常及时与医师联系。

（2）保持外阴清洁,观察子宫复旧及阴道出血情况,发现情况及时与医师联系配合处理。

3.饮食指导

给予高糖、高蛋白、高碳水化合物、低脂肪、高维生素饮食,忌用乙醇饮料。

4.用药护理

产后不宜哺乳者及早回奶,回奶时避免使用雌激素类制剂。临产期间及产后 12 小时内不宜使用肝素,避免发生致命性创面出血。

5.并发症的预防及护理

（1）肝性脑病:遵医嘱给予各种保肝药物。严格限制蛋白质摄入,增加碳水化合物,保持大便通畅,禁用肥皂水灌肠。严密观察有无性格改变、行为异常、扑翼样震颤等肝性脑病前驱症状。

（2）弥散性血管内凝血及肝肾综合征:严密监测生命特征,记录液体出入量。应用肝素治疗,观察有无出血倾向。

6.新生儿的护理

出生后应立即隔离 4 周护理,避免新生儿感染。出生后 24 小时内肌内注射高效价乙型肝炎免疫球蛋白,常规接种乙肝疫苗。遵医嘱合理喂养。乙型肝炎表面抗原(hepatitis B surface antigen,HBsAg)阳性母亲分娩的新生儿经主、被动联合免疫后,可以接受母乳喂养。

(四)健康指导

(1)早期卧床休息,症状明显减退后可逐步增加活动,加强营养、避免劳累;禁用对肝损害的药物,以免加重肝脏损害而导致胎儿受损的危害性增大。

(2)定期进行孕期监护,每1~2月复查肝功能。

(3)给予清淡、低脂、富含维生素、充足热量的饮食,保持大便通畅。

(4)遵医嘱合理喂养。

(5)采取避孕措施。

(6)有生育要求的慢性乙肝患者,如有抗病毒治疗适应证,应尽量在孕前应用干扰素或核苷酸类似物治疗,以期在孕前6个月完成治疗。在治疗期间应采取可靠避孕措施。

六、妊娠合并重症肝炎

(1)需住院治疗:不具备救治条件的医院,及时转运到人员设备条件好、综合救治能力强的综合医院进行救治。

(2)妊娠期及分娩期严密监测水、电解质、肝功能、肾功能、凝血功能、生化、血红蛋白、血小板、胆红素等指标。记录中心静脉压、24小时出入量。根据检验结果及病情变化及时调整治疗措施及药物、血制品的使用。同时严密监测胎儿宫内状况。

(3)分娩后或剖宫产术后加强口腔、腹部伤口、引流管、尿管、中心静脉管、补液留置管道的护理。记录出血量、腹腔引流量、尿量,监测中心静脉压等。严密观察子宫收缩、阴道出血情况。

(4)保护肝脏,积极防治肝性脑病:遵医嘱应用各种保肝药物。严格限制蛋白质的摄入,每天<0.5 g/kg,增加碳水化合物,保持大便通畅,严禁肥皂水灌肠。如果有肝性脑病前驱症状可以应用降氨药物,改善脑功能。

(5)预防肝肾综合征、妊娠期高血压疾病及贫血,若发现孕妇皮肤、巩膜黄染加深、尿色黄、皮肤瘙痒、血压升高、贫血等,即按医嘱做进一步检查和治疗。

(6)重症肝炎经积极治疗并应选择合适的时间行手术终止妊娠。如在治疗过程中出现产科急诊情况如胎盘早剥、临产、胎儿窘迫等则需及时终止妊娠。

七、乙型肝炎病毒母婴传播阻断

（1）HBsAg 阳性母亲所分娩的足月新生儿，应在出生后 12 小时内（尽早）注射乙型肝炎免疫球蛋白，剂量≥100 U，同时在不同部位接种 10 μg 重组酵母乙肝疫苗，接种时间越早越好。接种部位为新生儿臀前部外侧肌肉内或上臂三角肌。接种第 1 针疫苗后，在 1 个月和 6 个月时注射第 2 针及第 3 针疫苗（0、1、6 方案）。

（2）HBsAg 呈阴性孕妇的早产儿，若生命体征稳定，出生体质量≥2 000 g，可按 0、1、6 方案接种乙肝疫苗，最好在 1～2 岁再加强 1 针接种；若生命体征不稳定，则应首先处理其他疾病，待稳定后再按上述方案接种。若早产儿体质量＜2 000 g，须待体质量达到 2 000 g 后再接种第 1 针（如出院前体质量未达到 2 000 g，在出院前接种第 1 针）乙肝疫苗；1 个月后再重新按 0、1、6 方案接种。

（3）HBsAg 阳性孕妇分娩的早产儿出生后无论身体状况如何，在 12 小时内必须肌内注射乙型肝炎免疫球蛋白，间隔 3～4 周后需再注射 1 次。新生儿生命体征稳定者，应尽快接种第 1 针疫苗；生命体征不稳定者，则应待稳定后尽早接种第 1 针疫苗；1～2 个月后或体质量达到 2 000 g 后再重新按照 0、1、6 方案对新生儿进行疫苗接种。

（4）对 HBsAg 阳性孕妇分娩的新生儿，第 3 针疫苗接种后 1 个月（7 个月龄时）至 12 个月龄时随访，新生儿无抗体产生或抗体量太少，需加强疫苗接种。

参 考 文 献

[1] 李庆丰,郑勤.妇产科常见疾病临床诊疗路径[M].北京:人民卫生出版社,2021.

[2] 樊明英.临床妇产科诊疗[M].北京:科学技术文献出版社,2020.

[3] 何艳舫.实用妇产科疾病诊断与救治方法[M].开封:河南大学出版社,2021.

[4] 郭历琛.妇产科诊断与治疗[M].天津:天津科学技术出版社,2020.

[5] 张韶兰,王海兰,王玲玲,等.妇产科疾病治疗与护理规范[M].济南:山东大学出版社,2021.

[6] 石一复,郝敏.妇产科症状鉴别诊断学[M].北京:人民卫生出版社,2021.

[7] 王玲.妇产科诊疗实践[M].福州:福建科学技术出版社,2020.

[8] 刘素霞,朱朋朋,刘丽莉,等.现代妇产科规范化诊疗[M].哈尔滨:黑龙江科学技术出版社,2021.

[9] 饶燕.妇产科诊疗思维技巧与疾病研究[M].北京:科学技术文献出版社,2020.

[10] 钟俊平,孔芹,王新悦,等.妇产科临床诊治思维与进展[M].哈尔滨:黑龙江科学技术出版社,2021.

[11] 刘萍.现代妇产科疾病诊疗学[M].开封:河南大学出版社,2020.

[12] 李佳琳.妇产科疾病诊治要点[M].北京:中国纺织出版社,2021.

[13] 郝晓明.妇产科常见病临床诊断与治疗方案[M].北京:科学技术文献出版社,2021.

[14] 李卫燕,武香阁,董爱英,等.现代妇产科进展[M].哈尔滨:黑龙江科学技术出版社,2022.

[15] 崔静.妇产科症状鉴别诊断与处理[M].开封:河南大学出版社,2020.

［16］赵文芳,田艳春,王照英,等.妇科常见病与产科并发症［M］.青岛:中国海洋大学出版社,2021.

［17］谭娟.妇产科疾病诊断基础与诊疗技巧［M］.北京:中国纺织出版社,2020.

［18］万淑燕,褚晓文,高雯,等.妇产科综合诊疗实践［M］.哈尔滨:黑龙江科学技术出版社,2022.

［19］郭美芳.实用妇产科疾病诊断与治疗［M］.天津:天津科学技术出版社,2020.

［20］位玲霞,高新珍,阎永芳,等.妇产科疾病的临床诊疗与护理［M］.北京:中国纺织出版社,2022.

［21］苏翠红.妇产科常见病诊断与治疗要点［M］.北京:中国纺织出版社,2021.

［22］刘红霞.妇产科疾病诊治理论与实践［M］.昆明:云南科技出版社,2020.

［23］张静.实用临床妇产科诊疗学［M］.长春:吉林科学技术出版社,2022.

［24］李玮.实用妇产科诊疗新进展［M］.西安:陕西科学技术出版社,2021.

［25］胡相娟.妇产科疾病诊断与治疗方案［M］.昆明:云南科技出版社,2020.

［26］董萍萍.妇产科疾病诊疗策略［M］.北京:中国纺织出版社,2022.

［27］成立红.妇产科疾病临床诊疗进展与实践［M］.昆明:云南科技出版社,2020.

［28］人春欣.精编实用妇产科临床治疗精要［M］.哈尔滨:黑龙江科学技术出版社,2021.

［29］马建婷.常见妇产科疾病科普知识荟萃［M］.北京:科学技术文献出版社,2022.

［30］方秀丽,姚艳.腹腔镜子宫肌瘤剔除术治疗子宫肌瘤的效果及对卵巢功能的影响［J］.中国医药指南,2022,20(36):5-8.

［31］马瑞琳,毛艳,赵茵.巨大胎儿的临床评估和引产［J］.中国实用妇科与产科杂志,2021,37(09):918-921.

［32］季小红,吕燕,丁虹娟,等.合并胎儿窘迫的早期早产危险因素及围产儿结局分析［J］.实用妇产科杂志,2022,38(12):933-937.

［33］刘平平.地塞米松在剖宫产中防止羊水栓塞的临床效果［J］.中国实用医药,2022,17(19):136-138.

［34］杨晓玉,李俊峰,王瑞,等.益诺胶囊联合卡前列素治疗产后出血的临床研究［J］.现代药物与临床,2023,38(01):190-193.

［35］廖芸.阴道镜检查在宫颈病变中的临床诊断价值分析［J］.中国医疗器械信息,2022,28(22):150-153.